思想觀念的帶動者

文化現象的觀察者

本土經驗的整理者

生命故事的關懷者

心靈工坊 PsyGarden

Mental Health

黑暗來襲，風暴狂飆，讓生命承載著脆弱與艱辛
猶如汪洋中一塊浮木，飄向無盡混沌迷霧
勇敢接受生命中的不完美，視為珍寶禮物
懷著信心、希望與愛，重燃生命，點亮靈魂！

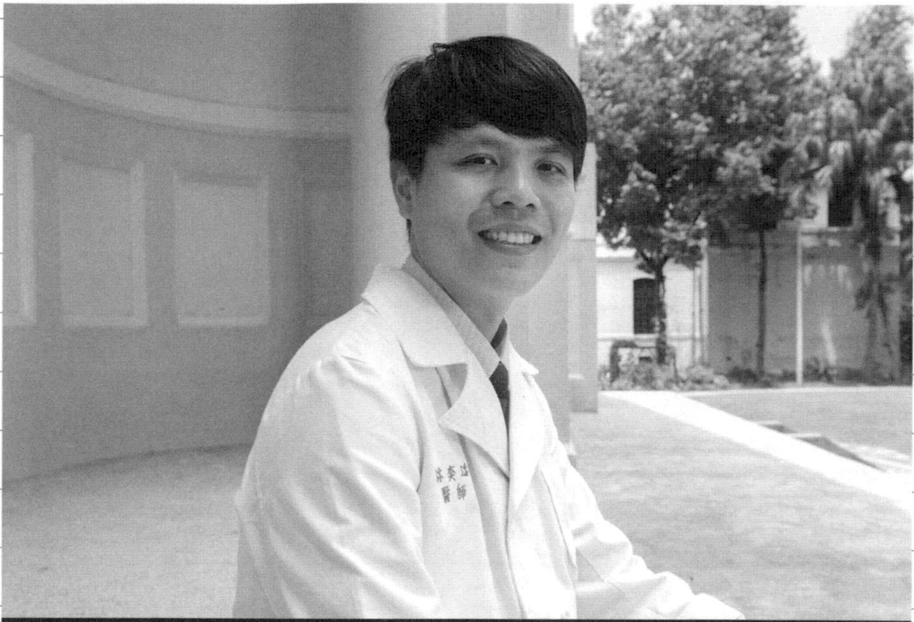

放輕鬆，不焦慮

自律神經的保健之道

適度焦慮有必要，過度焦慮就會傷身又傷心，
輕鬆有妙方，轉念好心寬！

臺大醫師到我家
MentalHealth (005)
精神健康系列

林奕廷——著

總策畫　高淑芬
主編　王浩威、陳錫中
合作單位　國立臺灣大學醫學院附設醫院精神醫學部
贊助單位　財團法人華人心理治療研究發展基金會

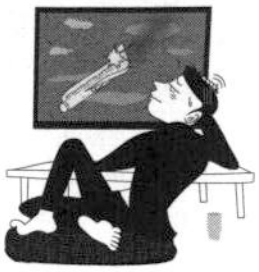

【總序】

視病如親的具體實踐

高淑芬

我於2009年8月，承接胡海國教授留下的重責大任，擔任臺大醫學院精神科、醫院精神醫學部主任，當時我期許自己每年和本部同仁共同完成一件事，而過去四年已完成兩次國際醫院評鑑（JCI），國內新制醫院評鑑，整理歷屆主任、教授、主治醫師、住院醫師、代訓醫師於會議室的科友牆，近兩年來另一件重要計畫是策劃由本部所有的主治醫師親自以個人的臨床經驗、專業知識，針對特定精神科疾病或主題，撰寫供大眾閱讀的精神健康保健叢書，歷經策劃兩年，逐步付梓，從2013年8月底開始陸續出書，預計2014年底，在三年內完成全系列十七本書。

雖然國內並無最近的精神疾病盛行率資料，但是由世界各國精神疾病的盛行率（約10～50%）看來，目前各種精神疾病的盛行率相當高，也反映出維持精神健康的醫療需求量和目前所能提供的資源是有落差。隨著全球經濟不景氣，臺灣遭受內外主客觀環境的壓力，不僅個人身心狀況變差、與人互動不良，對事情的解讀較為負面，即使沒有嚴重到發展為精神疾病，但其思考、情緒、行為的問題，可能已達到需要尋求心理諮商的程度。因此，在忙碌競爭的現代生活，以及有限的資源之下，這一系列由臨床經驗豐富的精神科醫師主筆的專書，就像在診間、心理諮商或治療時，可以提供國人正確的知識及自助助人的技巧，以減少在徬徨無助的時候，漫無目的地瀏覽網頁、尋求偏方，徒增困擾，並可因個人問題不同，而選擇不同主題的書籍。

即使是規律接受治療的病人或家屬，受到看診的時間、場合限制，或是無法記得診療內容，當感到無助灰心時，這一【臺大醫師到我家．精神健康系列】叢書，就像聽到自己的醫師親自告訴你為什麼你會有困擾、你該怎麼辦？透過淺顯易懂的文字，轉化成字字句句關心叮嚀的話語，陪伴你度過害怕不安的時候，這一系列易讀好看的叢書，不僅可以解除你的困惑，更如同醫師隨時隨地溫馨的叮嚀與陪伴。

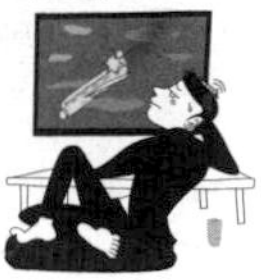

此系列叢書最大的特色是國內第一次全部由臺大主治醫師主筆，不同於坊間常見的翻譯書籍，不僅涵蓋主要的精神疾病，包括自閉症、注意力不足過動症、早期的精神分裂症、焦慮症、失智症、社交焦慮症，也討論現代社會關心的主題，例如網路成癮、失眠、自殺、飲食、兒童的情緒問題，最後更包括一些新穎的主題，例如親子關係、不想上學、司法鑑定、壓力處理、精神醫學與遺傳基因。本系列叢書也突顯臺大醫療團隊的共同價值觀——以病人為中心的醫療，和團隊合作精神——只要我們覺得該做的，必會團結合作共同達成；每位醫師對各種精神疾病均有豐富的臨床經驗，在決定撰寫主題時，大家也迅速地達成共識、一拍即合，立即分頭進行，無不希望盡快完成。由於是系列叢書，所以封面、形式和書寫風格也需同步調整修飾，大家的默契極優，竟然可以在忙於繁重的臨床、教學、研究及國際醫院評鑑之時，順利地完成一本本的書，實在令人難以想像，我們都做到了。

完成這一系列叢書，不僅要為十七位作者喝采，我更要代表臺大醫院精神部，感謝心靈工坊的總編輯王桂花女士及其強大的編輯團隊、王浩威及陳錫中醫師辛苦地執行編輯和策劃，沒有他們的耐心、專業、優質的溝通技巧及時間管理，這一系列叢書應該是很難如期付梓。

人生在世，不如意十之八九，遇到壓力、挫折是常態，身心健康的「心」常遭到忽略，而得不到足夠的了解和適當的照顧。唯有精神健康、心智成熟才能享受快樂的人生，臺大精神科關心病人，更希望以嚴謹專業的態度診療病人。此系列書籍正是為了提供大眾更普及的精神健康照護而產生的！協助社會大眾的自我了解、回答困惑、增加挫折忍受度及問題解決能力，不論是關心自己、孩子、學生、朋友、父母或配偶的身心健康，或是對於專業人士，這絕對是你不可或缺、自助助人、淺顯易懂、最生活化的身心保健叢書。

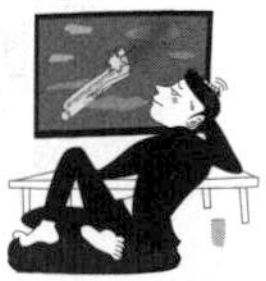

【主編序】

本土專業書籍的新里程

王浩威、陳錫中

現代人面對著許多心身壓力的困擾，從兒童、青少年、上班族到退休人士，不同生命階段的各種心身疾患和心理問題不斷升高。雖然，在尋求協助的過程，精神醫學的專業已日漸受到重視，而網路和傳統媒體也十分發達，但相關知識還是十分片斷甚至不盡符實，絕大多數人在就醫之前經常多走了許多冤枉路。市面上偶爾有少數的心理健康書籍，但又以翻譯居多，即使提供非常完整的資訊，卻也往往忽略國情和本土文化的特性和需求，讀友一書在手，可能難以派上實際用途。

過去，在八〇年代，衛生署和其他相關的政府單位，基於衛生教育的立場，也曾陸續編了不少小冊式的宣傳品。然而，一來小冊式的內容，不足以滿足現代人的需要：二來，這些政府印刷品本身只能透過分送，一旦分送完畢也就不容易獲得，效果也就十分短暫了。

於是整合本土醫師的豐富經驗，將其轉化成實用易懂的叢書內容，成為一群人的理想。這樣陳義甚高的理想，幸虧有了高淑芬教授的高瞻遠矚，在她的帶領與指揮下，讓這一件「對」的事，有了「對」的成果：【臺大醫師到我家．精神健康系列】。

臺大醫院精神醫學部臥虎藏龍，每位醫師各有特色，但在基本的態度上，如何秉持人本的精神來實踐臨床的工作是十分一致的。醫師們平時為患者所做的民眾衛教或是回應診間、床邊患者或家屬提問問題時的口吻與內容，恰好就是本書系所需要的內涵：儘可能的輕鬆、幽默、易懂、溫暖，以患者與家屬的角度切入問題。

很多人都是生了病，才會積極尋求相關資訊；而在尋尋覓覓的過程中，又往往聽信權威，把生病時期的主權交託給大醫院、名醫師。如果你也是這樣的求醫模式，這套書是專為你設計：十七種主題，案例豐富，求診過程栩實，醫學知識完整不艱澀，仿如醫師走出診間，為你詳細解說症狀、分享療癒之道。

編著科普類的大眾叢書，對於身處醫學中心的醫師們

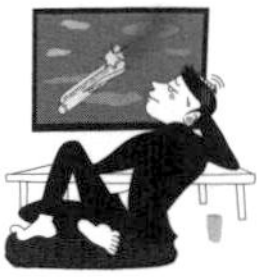

而言，所付出的心力與時間其實是不亞於鑽研於實驗室或科學論文，而且出書過程比預期的更耗工又費時，但為了推廣現代人不可不知的心身保健的衛教資訊，這努力是值得的。我們相信這套書將促進社會整體對心身健康的完整了解，也將為關心精神健康或正為精神疾患所苦的人們帶來莫大助益。

這樣的工作之所以困難，不只是對這些臺大醫師是新的挑戰，對華文的出版世界也是全新的經驗。專業人員和書寫工作者，這兩者角色如何適當地結合，在英文世界是行之有年的傳統，但在華文世界一直是闕如的，也因此在專業書籍上，包括各種的科普讀物，華人世界的市面上可以看到的，可以說九成以上都是仰賴翻譯的。對這樣書寫的專門知識的累積，讓中文專業書籍的出版愈來愈成熟也愈容易，也許也是這一套書間接的貢獻吧！

這一切的工程，從初期預估的九個月，到最後是三年才完成，可以看出其中的困難。然而，這個不容易的挑戰之所以能夠完成，是承蒙許多人的幫忙：臺大醫院健康教育中心在系列演講上的支持，以及廖碧媚護理師熱心地協助系列演講的籌劃與進行；也感謝心靈工坊莊慧秋等人所召集的專業團隊，每個人不計較不成比例的報酬，願意投入這挑戰；特別要感謝不願具名的黃先生和林小姐，沒有他們對心理衛生大眾教育的認同及大力支持，也就沒有這套書的完成。

這是一個不容易的開端，卻是讓人興奮的起跑點，相信未來會有更多更成熟的成果，讓醫病兩端都更加獲益。

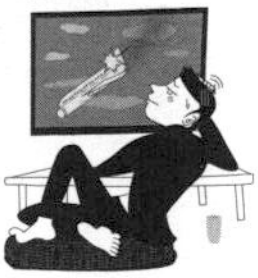

【自序】

理性看待焦慮，減壓一點也不難

林奕廷

著手準備這本書所感受的焦慮，讓我回想起甫進入精神醫學領域的不安。每個人都會焦慮，即使是精神醫療從業人員也不例外。

從醫學系畢業時，我選擇精神科做為未來行醫的志業；這是非常直覺的，我說不出這個選擇的道理。身邊的人也不能了解，一向喜歡與邏輯和推理打交道的我，怎麼會要從事一個充滿不確定性、需要處理各式各樣情緒問題的專業呢？或許這就是精神醫學迷人之處——不只是人文關懷和心靈世界的探索，做為現代醫學中的一個領域，精神醫學以科學的方法研究複雜的人類行為和精神現象，以理性的態度與患者一同面對情緒並提供治療。在眾多的精神疾病中，焦慮症的治療特別講究理性分析。這是我撰寫

《放輕鬆，不焦慮》的原因之一。

著書為文不是我的專長，受邀參與【臺大醫師到我家．精神健康系列】叢書時，實在感到焦慮。但想到這套叢書的醫療與社會意義，貢獻一份心力不但是我的任務，也是身為醫師的責任。於是我很快將焦慮放下，並選擇它做為本書的主題。

日常生活中，「焦慮」是無時不刻會經驗到的情緒；在精神醫學中，「焦慮症」是最常見的一類精神疾病；甚至在其他專科的門診，許多身體症狀都與焦慮有關。即使如此，人們往往受焦慮所苦而不自知，或是無法擺脫焦慮的惡性循環。

這本書原來是以介紹「焦慮症」為主，例如恐慌症和廣泛性焦慮症，但是這樣的設定或許過於狹隘。臨床實務上，許多患者就醫的原因是焦慮情緒和相關的身體症狀，他們的臨床表現和嚴重度不見得符合任何一種焦慮症；換句話說，不論何種原因所導致的顯著焦慮，就足以影響生活品質、造成失能。更何況現代人的壓力與日俱增，減壓與抗焦成為生存的必備技能。因此為了更貼近一般讀者的需求和生活經驗，這本書著重於「讓人不適的焦慮」，希望大家都能找到方式，讓自己放輕鬆、不焦慮。

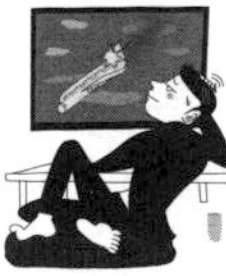

在結構上，第一章和第二章首先說明壓力和焦慮，以及兩者間的關聯，並詳述焦慮對情緒、認知、行為和生理的影響。許多人會感覺到焦慮造成的生理不適，卻未察覺情緒的緊張，所以反覆在內外科門診尋求身體的治療，而走了冤枉路。唯有知道焦慮所在，才能真正克服病態焦慮，因此第三章介紹各種焦慮症。第四章則談「自律神經失調」，因為它是許多人就醫的原因，但常遭到忽略的是它與焦慮的密切關係。有些醫師和患者習慣用「腦神經衰弱」來指稱自律神經失調的症狀，其實腦神經衰弱有其特別的定義，所以本書特別介紹這個診斷。第五章提供超越焦慮的法門，克服焦慮、化焦慮為助力。

本書的內容受益於臺大醫院精神醫學部師長們的教誨，我非常感謝患者們願意與我分享親身的經歷。很幸福能在初次著書的過程中，得到心靈工坊團隊的協助，此外還有擔任文稿協力的鄭慧卿女士與整理全書書稿的彭可玹小姐，感謝妳們的幫忙與包容。隨著書本即將付梓，我又走完一次焦慮的循環，也更有勇氣面對未來的挑戰。

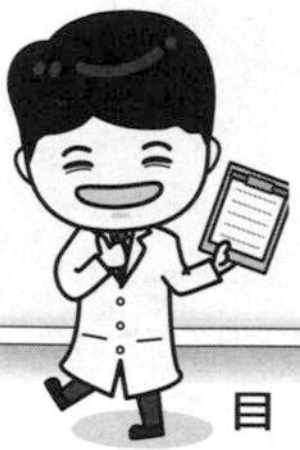

目錄

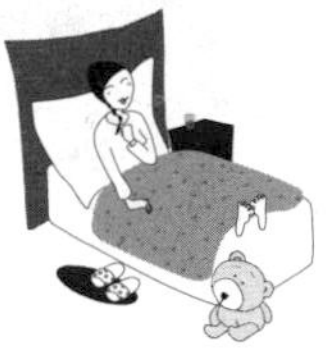

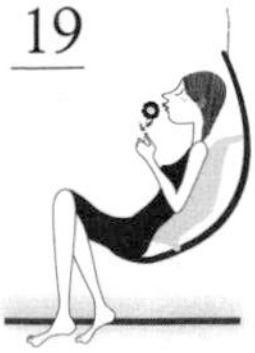

【前言】

「醫師，我這樣是神經病嗎？」

在精神部的門診中，常常聽到這樣緊張的聲音：

醫師，我每天都很不快樂，一點點小事都會讓我呼吸變快、心跳加速，看了心臟科，醫生說心臟好得很，卻要小心得了『焦慮症』，建議我去看精神科。我怎麼了？難道我有神經病嗎？為什麼要看精神科？

醫師，我這兩年都睡不好，有時胸悶喘不過氣，又常常胃痛，腸胃科醫師說我是「自律神經失調」，那怎麼辦呀？為什麼我又要吃精神科醫師開的藥？自律神經失調是一種神經病嗎？

醫師，有人說我這樣整天沒精神，一直很疲倦、提不起勁、記性變差，是腦神經衰弱的症狀。我很擔心，腦神經如果愈來愈衰弱，會變成神經病嗎？

從這些敘述，可以感覺到他們的心慌，同時，這也是許多病友共同的疑問。

對現代人來說，各種身心不適的症狀，愈來愈普遍。讓人困惑的是，明明感覺到身體很不舒服，但經過一連串的檢查，卻找不出生理上的毛病，這時候，就是精神科（或者稱為「身心科」）醫師登場的時候了。

別擔心，到精神科看診，並不代表有精神病。像上述的各種例子，不論是「焦慮症」、「自律神經失調」或「腦神經衰弱」，多半都跟精神壓力有關，所以，要恢復健康，讓身心舒適，還是要從精神的保健著手。

一般來說，我們比較容易注意到身體的不適，卻不容易覺察情緒的壓力和困擾，因此，患者的主訴往往是從身體症狀開始。我們可以舉三個臨床案例來說明：

【失眠案例】

二十三歲的碩士班學生孫小姐：「已經三個月了，我躺在床上翻來覆去的，至少要二個小時才有辦法睡著……。」

許多因素都會導致失眠，壓力和焦慮是最常見的原因之一。所以醫師都會詢問患者最近的生活狀況，是否有明顯的壓力事件，如考試、求職、家庭、戀愛、人際關係的困擾。

【健忘案例】

四十歲的上市公司主管李先生：「最近半年記性很不好，常常忘記要做什麼，我是不是得了老人癡呆症？」

四十歲得老人失智症真的太早了，可能性不高。其實，長期的焦慮常常伴隨注意力不集中與健忘，所以，醫師會幫助患者評估自己的焦慮指數，以確認造成健忘的真正原因。

【火氣案例】

五十二歲的家庭主婦林太太：「這半年來，我愈來愈容易發脾氣。自己不知道為什麼，先生、家人也不知道該怎麼辦。」

許多人處在壓力下、情緒緊繃時，脾氣當然就變得不好。但很多時候自己不會察覺到是焦慮的關係。所以，醫師會先了解患者的生活和情緒狀態，幫助患者學會紓壓，釋放焦慮，發脾氣的狀況應該就可以改善。

壓力，會導致焦慮。焦慮是一種緊張不安的情緒狀態，跟恐懼很類似。不同的是，焦慮往往缺乏明確的對象。如果有具體害怕的對象，那種情緒反應稱為「恐懼」；如果不知道自己究竟在害怕什麼，卻仍感到緊張不安，就稱之為「焦慮」。

在平常用語中，焦慮與恐懼經常混著使用，「焦慮」一詞往往同時代表焦慮與恐懼。本書所談的焦慮就涵蓋了這種比較廣泛的概念。

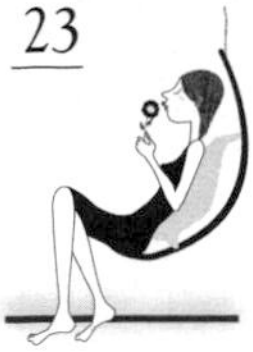

焦慮情緒會伴隨生理反應，這是生物應付威脅的本能。但過度強烈的生理反應，會造成身體不適。當焦慮的狀況嚴重到影響日常生活時，就可能是「焦慮症」。所謂「症」，是「病態式」的焦慮症候群，會使健康亮起紅燈，甚至讓人憂懼度日，生活品質下降。這時，最好能尋求醫療上的協助，一起「抗焦」。

壓力和焦慮所導致的情緒緊繃，也可能影響到自律神經的功能，導致許多身體症狀。而長期過大的壓力，也往往更容易使得身心都感到虛弱耗竭，導致「腦神經衰弱」的苦惱。

總而言之，壓力和焦慮是現代許多身心疾病的源頭。所以，本書一開始先詳述焦慮與壓力的關係，以及何謂病態的焦慮，接著簡介焦慮症家族的各種類型、自律神經失調，以及腦神經衰弱的症狀與治療之道。最後，則提供超越焦慮的法門與具體做法。

希望這一本實用易懂的小書，可以幫助讀者紓解壓力與焦慮，恢復輕鬆健康的自在人生。

【第一章】

壓力與焦慮

良性的焦慮能提升表現，賦予生命美妙意義。
太容易焦慮和「個體因素」有關，
可透過一些學習，
來幫助我們成為情緒的主人。

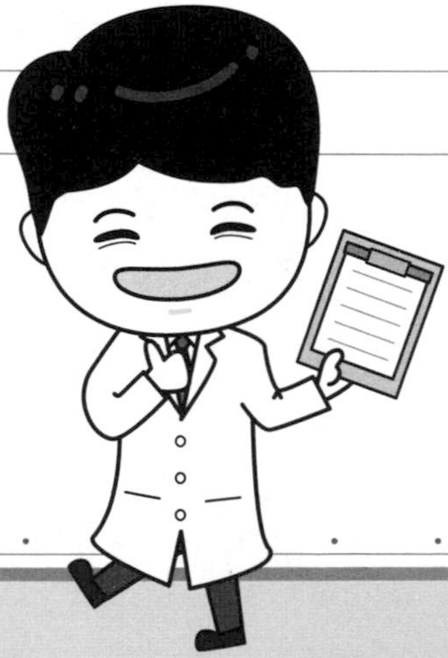

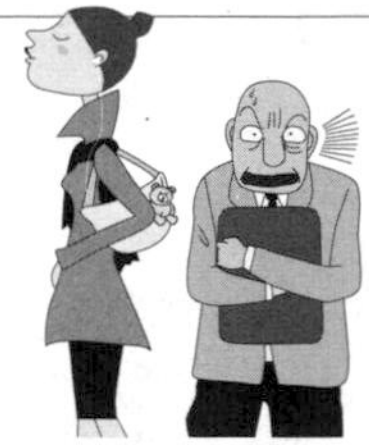

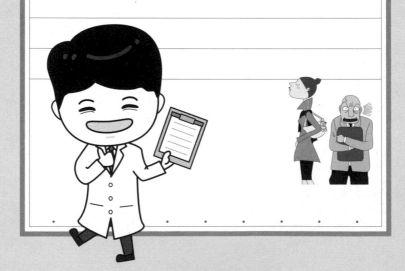

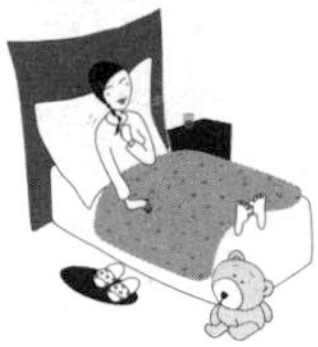

發現最近比較坐立不安，或者容易口乾舌燥、睡不著嗎？那就要想想：「是不是有什麼事情讓我很焦慮？」「最近是不是壓力太大？」

做一下測驗，為自己的焦慮打打分數吧。透過以下的「焦慮自我評量表」，我們可以初步偵察自己是不是有潛在的焦慮問題。

偵測焦慮──焦慮自我評量表

焦慮自我評量表（The Self-rating Anxiety Scale, SAS），是由美國杜克大學（Duke University）精神科醫師威廉・章格（William W. K. Zung）提出，總共二十題的自我評量，可以簡單測出焦慮指數。

請針對每個問題，根據自己的嚴重度回答，

1=幾乎沒有

2=偶爾，有時候

3=很多時候

4=總是如此

譬如問題2：「我無緣無故地感到害怕。」幾乎不會害怕就選1，偶爾會害怕選2，很多時候都在害怕選3，絕大部分時間都很害怕就選4。

現在，先填一下問卷，了解自己的焦慮分數吧！

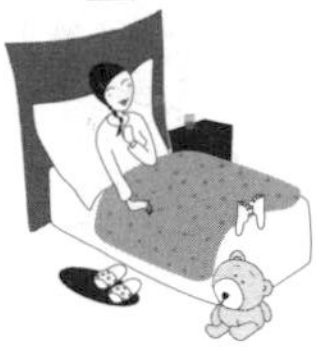

焦慮自我評量表

	問　　題	分數（1~4）
1	我最近比過去容易感到緊張或焦慮	
2	我無緣無故地感到害怕	
3	我容易煩亂或覺得恐慌	
4	我覺得自己快要崩潰了	
*5	我覺得一切都很好，沒有壞事會發生	
6	我的手或腳發抖或打顫	
7	我受頭痛、頸痛或背痛所苦	
8	我覺得虛弱而且容易累	
*9	我覺得心情平靜，而且能輕易地維持坐姿	
10	我感到心跳急促（心悸）	
11	我受一陣陣的頭暈發作所苦	
12	我曾經緊張或焦慮得暈倒，或覺得快要暈過去了	
*13	我可以平順地呼氣和吸氣	
14	我覺得手指或腳趾麻木和刺痛	
15	我受胃痛和消化不良所苦	
16	我常常需要去小便	
*17	我的手常常是乾燥又溫暖的	
18	我的臉會發燙發紅	
*19	我容易入睡，而且整晚睡得很好	
20	我會做惡夢	

計分方式：將所有得分相加。但是要注意，第5、9、13、17、19題（有星號者）為反向題，用相反的計分方式。譬如問題5：「我覺得一切都很好，沒有壞事會發生。」如果選4，記分為1分，選3得2分，選2得3分，選1得4分。

二十題的分數加總之後，再乘以1.25，取整數部分就是你的焦慮分數：

20～44分 = 正常範圍

45～59分 = 輕度～中度焦慮

60～74 分 = 重度～嚴重焦慮

75分以上 = 極度焦慮

這一份評量表，前半段的問題是問情緒狀態，包括緊張、焦慮、害怕、慌張、覺得自己快要崩潰了等等。後半段則是詢問身體感覺，例如手腳發抖或打顫、頭痛、脖子痠痛、下背痛，或者常覺得虛弱、容易疲倦、長期坐立不安、心跳急促等等。

根據這份評量表可以發現，焦慮常常表現在身體症狀上，包括頭暈、快要昏倒了、吸不到氣、喘不過氣、手指頭發麻或刺痛的感覺等等；另外，胃痛、消化不良、常頻

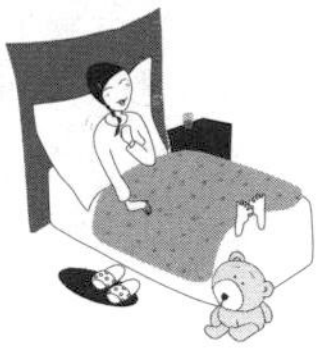

尿、手常常出汗、臉發燙發紅等，以及失眠、作惡夢，也往往跟焦慮和壓力有關。

無論如何，即使是初次經驗這些症狀，也仍然要留意是否真的生病。如果做了必要的檢查，確定身體沒有問題，那就要評估焦慮與身體症狀的關聯了。

當焦慮來襲，會有多面向的反應，包括情緒、行為、思考跟生理。察覺焦慮的存在，是克服病態焦慮的第一個步驟。

焦慮評量表幫助我們察覺自己是不是有潛在的焦慮問題，分數愈高，就得小心焦慮太嚴重。如果得高分的你，同時覺得最近生活很難過，事情總是做不好、很不快樂，代表焦慮已經實際影響到日常生活，建議你要尋找專業的協助。

醫師小叮嚀

焦慮自我評量的分數很高嗎？歡迎來敲醫師的門，一起釐清潛在的問題！

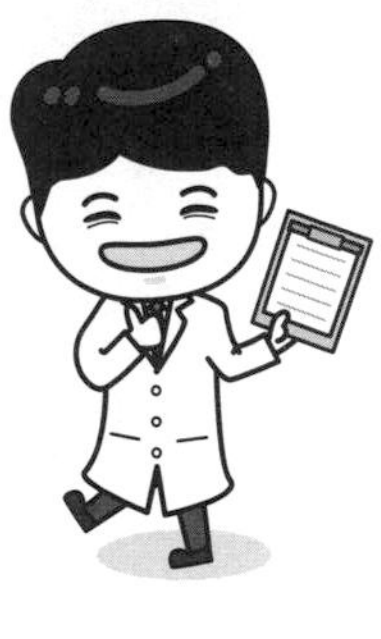

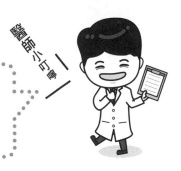

醫｜學｜小｜常｜識

焦慮是什麼？

＊情緒狀態：緊張、著急、煩躁、慌亂、不安，例如方寸已亂、心煩意亂。

＊行為改變：坐立不安、逃走、失眠、緊繃，例如如坐針氈、食不下嚥。

＊思緒方式：煩惱、想東想西、思緒混亂、快抓狂了，例如杯弓蛇影、草木皆兵。

＊身體不適：胸悶、吸不到氣、頭痛、肚痛，例如頭暈目眩、心痛如絞。

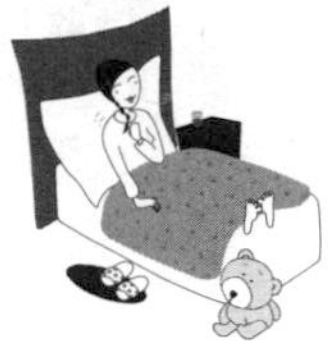

為什麼我比較容易焦慮？

焦慮，和壓力大大有關係。

當人感受到威脅或需要改變時，在心智、身體、情緒和靈性等不同面向，會有一系列的生理反應和調適過程，也就是「壓力反應」。

許多時候，我們不會察覺到這些自動發生的生理變化。但是當反應到達一定強度，我們就會感受到，而且往往是強烈地感受到焦慮、不自在。也就是說，「焦慮」是進入個人意識層次的壓力反應。值得注意的是，每個人感受到的壓力反應都不一樣。有些人對自己的情緒變化很敏感，有些人則表現在身體症狀上。

壓力的強度，也和個性有關。有些人不擅表達情緒，有些人外向活潑；有些人容易先往壞的地方打算，有些人能正面看待逆境。個性不同，使得看事情的角度與面對方式也不同。因此，相同的壓力事件，對每個人所造成的影響並不一樣。有的人抗壓性很好，天塌下來也不擔心；有的人抗壓性較差，一點小事就會讓他緊張焦慮，寢食難安。這就是所謂的「個體因素」。〔圖一〕

〔圖一〕壓力與個體因素

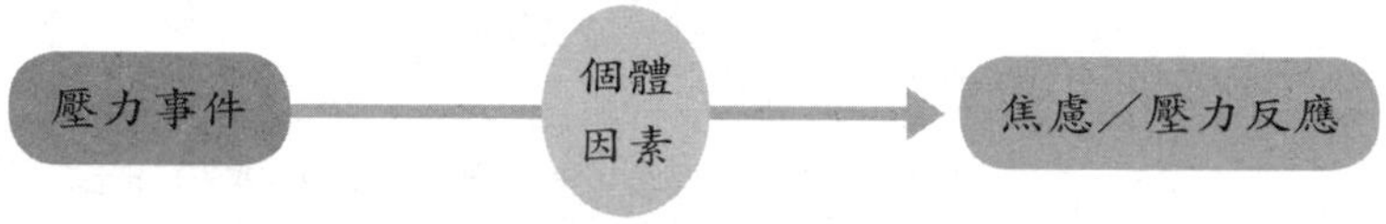

個體因素通常跟個人的認知模式有關。這世界是怎麼樣的？是透過我們的眼睛與大腦來決定。面對相同的壓力事件，悲觀的人認為壓力是衝著自己來的，感受到很強烈的不友善；樂觀的人卻覺得沒那麼嚴重，危機就是轉機。

所以很多時候，焦慮是來自於我們對資訊、壓力的錯誤解讀，也許是自己放大了一個小小壓力，使得焦慮感變強。例如大白天走在馬路上，左右方向都有來車，小心就好。但是容易緊張的人就很擔心：「駕駛會不會打瞌睡？酒駕的人會不會撞到我？」樂天的人則認為：行人最大，車輛會禮讓行人。」這就是認知模式的不同，有人行走於馬路像是身處槍林彈雨中，有人則是輕鬆自在。

大腦的認知模式，我們通常不會察覺到的，因為這是一個太自動、太習慣成自然的反應，以致於我們很容易忽略。但是為了解決焦慮與壓力的不適感，我們應該要學習察覺自己的認知模式。

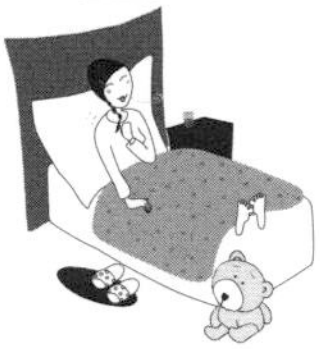

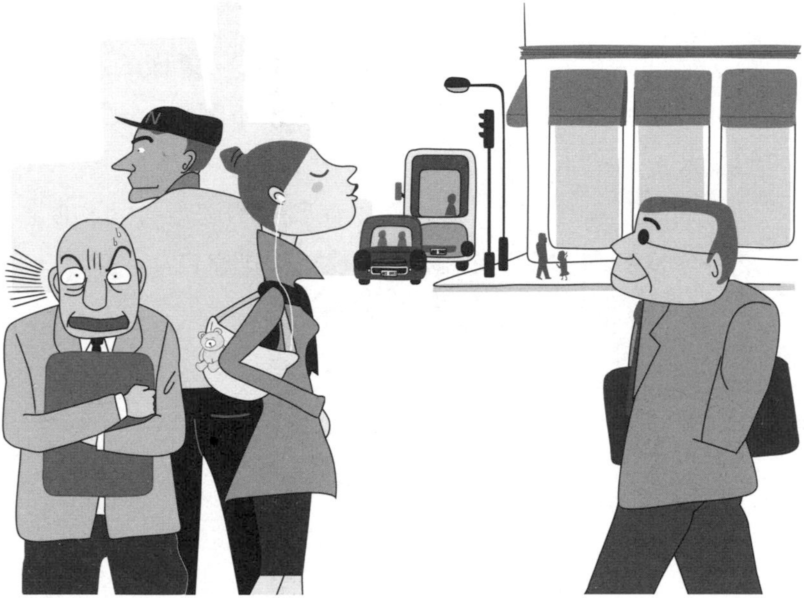

我們可以試著問一問自己：我對於類似的事情，是否都傾向用同樣的思考方式？當我們察覺到自己的認知模式，在不同的情景下會產生怎樣的「自動化思考」時，就可以學習改變對事物的評價，讓壓力變小。比如說，碰到類似的壓力事件，若上次的經驗不好，這次自然會因為感到痛苦而想逃跑，一旦逃了第一次，第二次就更想逃；但是如果試著面對壓力，努力克服困難，壓力就變小了，下一次再遇到相同事件，焦慮感也會降低。這樣的適應過程，其實是一個訓練，能讓我們愈練愈不懼怕，成為情緒的主人。

人類行為的改變，就是對生存環境的適應過程，通常是自然發生的。但是要改變認知模式，則來自後天學習。

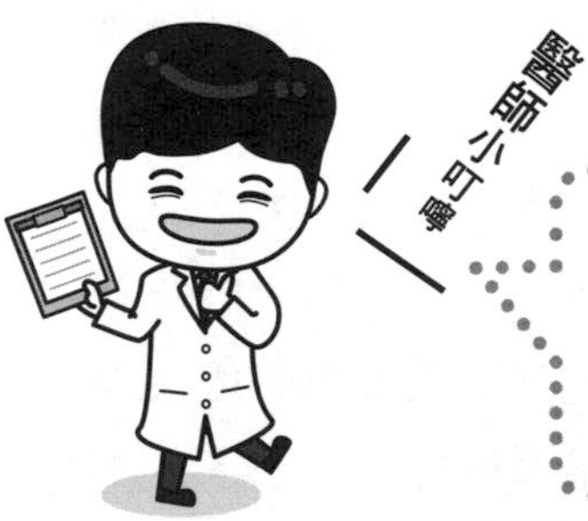

學習改變對事物的評價，讓壓力變小；而持續的訓練之後，我們可以成為自己情緒的主人。

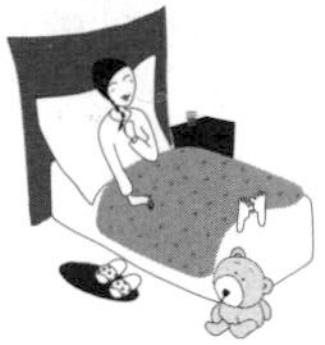

現代壓力知多少？

除了個體因素，從某個角度來看，焦慮症也是一種文明病。我們來瞧瞧，現代人所處的社會壓力有多大。

生物性及生態環境：

從前，人類只需面對生物性及生態環境改變的壓力，譬如覓食、日月周期、季節轉換等。但是全球暖化之後，氣候異常，各種災難頻傳，帶來重大壓力。另外，污染嚴重的空氣與水源、狹小的生活空間、各種新興傳染病的出現，都帶給人類不同以往的挑戰。

社會因素：

人是社會的動物，尤其現代社會人口密集，講究高度分工與相互合作，人與人之間的來往變得很重要，若是人際關係技巧不好，在社會上就會適應困難。早期自食其力的農業社會就比較沒有這種壓力。另外，社會制度改變、社會階層的流動，對個人而言都是巨大的壓力。

工作因素：

時代在變，工作上的要求與挑戰愈來愈多。臺灣是勞力密集、人力資本較便宜的社會，工時特別長，休假時間少，退休年齡逐漸提高；生活成本的增加使得雙薪家庭成為不可避免的趨勢。工作是生活中很大的壓力來源。

學業因素：

不斷的大考小考，是學生揮之不去的壓力。學習與同儕相處、面對霸凌等問題，也是校園裡主要的壓力來源。

快速改變的世界及新科技的出現：

自工業革命以降，世界改變的速度愈來愈快，邁入二十一世紀之後更是如此，雲端科技興起，我們要一直努力跟上時代加倍的變化，不然就會逐漸遭到淘汰，與世界脫節。對於邁入中年的朋友，學習新事物成為一種常見的壓力。

以上這些因素使壓力因子愈來愈多。古時候的壓力反應，是生存的必要機制，提醒我們威脅來了，要有準備。到了現代，壓力過度密集，我們的身體在感受到威脅後，根本沒時間慢慢適應與消化，於是壓力成為誘發自律神經失調、腦神經衰弱與各式焦慮症等疾病的危險因子。

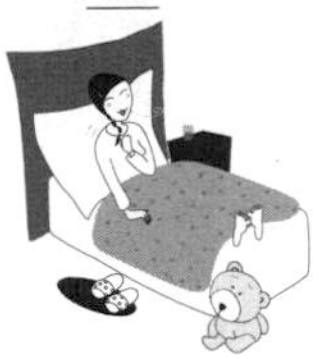

壓力也有益處？

換個心情樂觀以對，我們會發現「壓力」也有益處：它帶來前進的動力。雖然它會引起緊張與不安感，令人不愉快；但它也促使我們激發潛能，面對改變，不斷進步。

我們來解讀一下，「壓力」是什麼呢？《重編國語辭典修訂本》的定義如下：

> **個體在生理或心理上感受到威脅時所引起的一種緊張不安的狀態，此種緊張狀態，使人在情緒上產生不愉快或痛苦的感受。壓力有時是具有正面的示警功能。**

的確，壓力跟痛覺一樣，有正面的示警功能。例如糖尿病患者因為周圍神經病變而喪失痛覺，所以手腳受傷也不知道，無法立即發現並處理傷口，導致傷口愈來愈惡化，可能嚴重到需要截肢。而壓力反應會讓我們的身體有所警覺，準備好去應付緊急狀況。

一般常說「壓力源」與「壓力很大」分別代表了事件與作用：壓力源是事件，壓力很大則是壓力源作用在自己身上時的感受。壓力，可以提醒有些事情正在威脅我們，必須好好處理。

圖二是「表現壓力曲線」，橫軸代表壓力的大小，縱軸是表現的優劣。壓力愈大，警醒的程度愈高；當我們面對適度的壓力時，表現是最好的；但是當壓力太大，超過個體所能負荷時，表現又馬上降下來。

有學者做過研究，動物如果生活在安逸而無競爭壓力的環境，沒有承受過壓力的經驗與訓練，會逐漸喪失防

〔圖二〕表現壓力曲線圖

適度的壓力，可以提升行為表現。但過低或過高的壓力，則會讓表現變差。

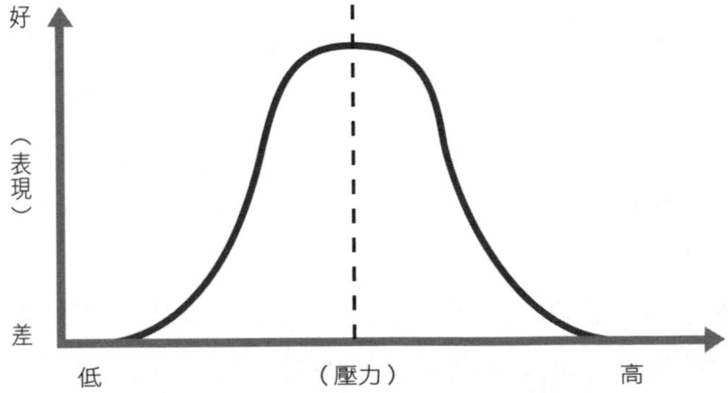

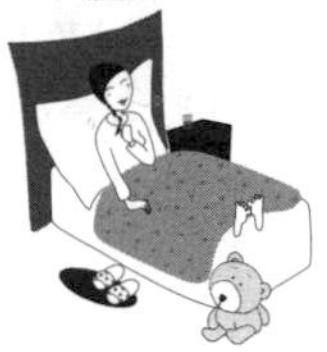

衛戰鬥能力，等遇到威脅時會無力抵抗，產生生存上的問題。所以壓力反應是一種正常且必要的生理現象，適當的壓力（良性的壓力），會讓我們表現得更好。

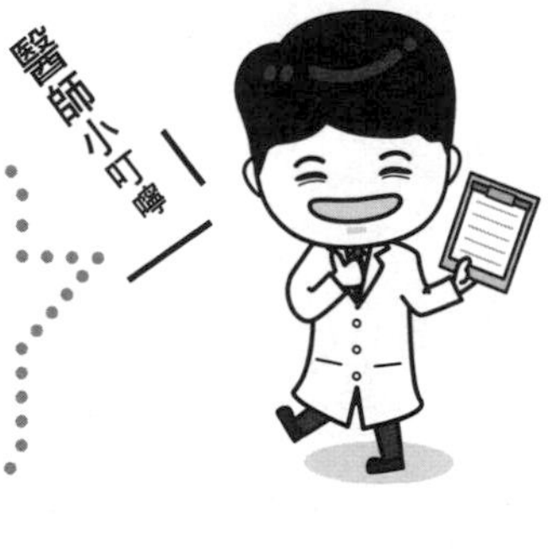

要樂觀看待壓力喔，因為適當的壓力，會讓我們表現得更好！

算一算壓力指數——社會再適應評量表

「我最近壓力好大啊！」經常聽到有人這樣說。那麼，壓力大小要如何評估呢？

1967年，心理學家托馬斯・霍姆斯（Thomas Holmes）和理察・瑞（Richard Rahe）提出了一套測量壓力的方式——「社會再適應評量表」（Social Readjustment Rating Scale）。

因為生活中的任何改變，無論正面的或負面的，對個人來說都可能是一種壓力。所以，研究者將常見的四十三項生活事件列出來，每一事件引起生活變化的程度、或是達到社會再適應所需要努力的程度，稱作生活變化單位（life change unit, LCU），並用數值來量化各事件的壓力強度。

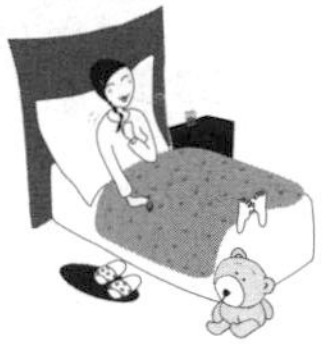

社會再適應評量表

生活事件	LCU	生活事件	LCU
喪偶	100	懷孕	40
離婚	73	性功能障礙	39
分居	65	新家庭成員的加入	39
入獄	63	公司改組	39
近親去世	63	經濟狀況改變	38
個人受傷、罹病	53	好友去世	37
結婚	50	工作轉行	36
遭解聘	47	與配偶口角次數改變	35
婚姻復合	45	貸款超過三百萬	31
退休	45	借貸的贖回權遭到取消	30
家人健康狀況改變	44	工作職責改變	29
兒女離家	29	休閒娛樂改變	19
與姻親相處有困難	29	教會活動改變	19
傑出的個人成就	28	社交活動改變	18
配偶開始或停止工作	26	借貸小於三百萬	17
開始上學或休學	26	睡眠習慣改變	16
居住環境改變	25	家人聚會次數改變	15
個人生活習慣改變	24	飲食習慣改變	13
與老闆發生衝突	23	假期	13
工作時數或環境改變	20	聖誕節	12
搬家	20	輕微地違反法律	11
轉學	20		

計分方法是，把過去一年中，遭遇到的壓力事件加起來，計算出累積的LCU值。壓力分數愈高，身心影響也愈大，如果沒有適度化解，就可能引起身心的不適和疾病。

150分以內：未來生病的機會為30%，表示壓力並不是很大。

150～299分：未來兩年內生病的機會約為50%。

300分以上：未來兩年內生病的機會約為80%，機率非常高。

值得注意的是，壓力會累積，彼此有交互作用，它是一種加乘的概念，所以這份量表是很好的提醒。如果發現自己的壓力分數偏高，就要趕快尋求紓壓的管道，盡量減少壓力的來源，必要時向專業界求助，就可降低壓力對個人健康的傷害。

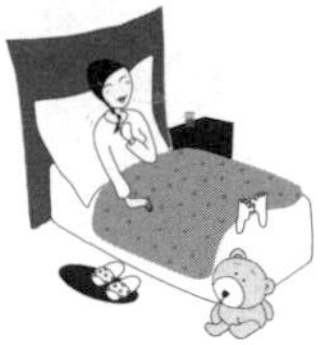

壓力三階段

壓力對身心健康的影響，隨著階段而有不同。壓力研究之父，加拿大醫師漢斯．塞耶（Dr. Hans Selye）觀察動物在調適壓力時，有三階段不同的反應：

警覺反應階段（Alarm reaction）：壓力一開始，自律神經功能和內分泌系統會活化，生理功能增強，開始來對抗壓力。

抗拒階段（Stage of resistance）：壓力不斷持續，身體無法一直維持這種高張力的活化，會試著回復平靜，以平衡過度警覺的反應；此時雖然警覺程度稍微降低，但只要壓力還在，就無法完全平靜。壓力若沒有解除，活化程度持續很高，身體就只好保留特別需要的部分，譬如保留肌肉部分的活化，造成肩頸酸痛。

耗竭階段（Stage of exhaustion）：當壓力持續增強，身體無法再滿足壓力的需求，就會耗竭；於實驗室老鼠身上，可觀察到淋巴器官萎縮、白血球減少、腸道潰瘍，甚至死亡。所以，無法處理劇烈且長期的壓力時，對身體健康的影響是非常大的。

壓力如何轉變成焦慮？

緊張時肚子痛、心跳加速的感覺，你經驗過嗎？這是因為緊張時大腦會送出訊號，改變自律神經系統和壓力荷爾蒙，進一步改變生理反應，造成我們身體不適。這也是為什麼大部分的焦慮症患者，常因為胸悶、心悸等等身體症狀來看診。

醫｜學｜小｜常｜識

壓力荷爾蒙

它的正名叫做「皮質醇」，這是由腎上腺製造分泌的一種類固醇荷爾蒙，壓力大時，會大量分泌，讓身體準備好應付壓力。它透過醣質新生增加血糖，讓身體有更多能量來應付變化。

皮質醇的作用也能抑制免疫反應、促進腎上腺素分泌、增加胃酸分泌和骨質再吸收，作用在大腦則能促進神經傳導物質釋出，影響記憶的形成。

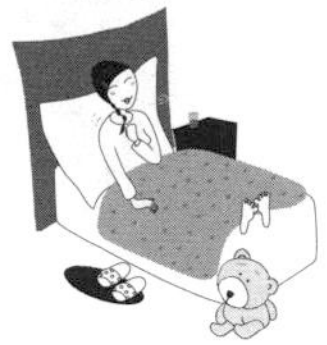

大腦裡的杏仁核與海馬迴

外來的壓力，是如何透過大腦的作用，轉變為焦慮呢？這要談到神祕的大腦結構了。

我們的大腦底部有兩個重要部位跟焦慮反應很有關係：「杏仁核」處理負面情緒的刺激；「海馬迴」處理記憶的儲存。

1. 杏仁核

位在大腦的邊緣系統，負責處理負面情緒的刺激。當壓力事件發生時，杏仁核會活化，讓我們產生受到威脅的感覺。在實驗室中，直接刺激動物的杏仁核，牠就會產生焦慮和恐懼的感覺。杏仁核受損的人，無法辨識表達恐懼的臉部表情，察覺焦慮恐懼的能力也受到影響。

杏仁核是全身最快感受到壓力的部位，當刺激出現時，身體還沒感覺到不舒服，杏仁核已經有反應了。另外，一些我們認為中性的、不帶有意義的刺激，譬如時鐘的滴答聲，也會讓杏仁核產生反應，所以噪音也會引起體內的壓力，這也暗示了我們隨時在準備面對壓力。

2.海馬迴

負責事件記憶的登錄及儲存，與杏仁核有交互作用。面對壓力事件時，海馬迴會透過杏仁核的影響，把不愉快或焦慮的記憶儲存在大腦，形成經驗學習的材料。

但是慢性或過大的壓力，反而會損傷海馬迴而影響記憶形成。「創傷後壓力症候群」就是經歷嚴重創傷經驗後的一種焦慮，譬如九二一大地震時，天花板在面前掉落、樑柱崩裂、目擊親人死亡，對於自己是否能活下去充滿不確定感……，這樣的經驗，可能讓一些人忘記他所目睹的一切，那是因為驟烈的壓力造成海馬迴損傷，讓人不復記憶，無法再回想起創傷的細節。

壓力反應的兩大系統

大腦感受到壓力後，又是如何發號施令去調節焦慮反應呢？它的路徑有兩個——「腎上腺分泌皮質醇系統」與「自律神經系統」，透過這兩個系統來管理全身的生理反應。

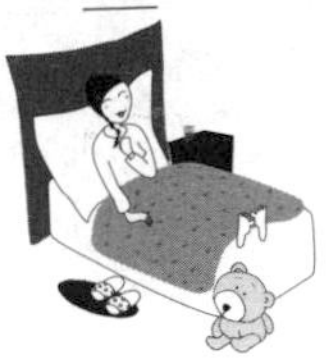

1. 腎上腺分泌皮質醇系統：

情緒反應→刺激杏仁核的中央核、終紋床核→作用到下視丘→腦下垂體→刺激腎上腺→釋放皮質醇（壓力荷爾蒙）。

在壓力之下，皮質醇由腎上腺大量分泌出來進入周邊血液後，循環到下視丘、腦下垂體，若身體受到過度刺激，下視丘和腦下垂體反而會抑制皮質醇的釋放。這種負向回饋機制常見於人體各種生理系統，藉由這樣精細機制來調節各種生理功能，以保護我們的身體不受傷害。

但是，憂鬱症患者的負向回饋系統卻發生問題，腦下垂體與下視丘不受抑制，持續送出訊號要求腎上腺分泌皮質醇。長期處於壓力過大的情況，皮質醇不斷分泌，免疫力就會變差，引發口角炎；腎上腺素長期增強分泌，容易升高血壓，特別是原本就患有高血壓的病人，血壓會變得難以控制；另外胃潰瘍、記憶衰退等現象也會一一出現。

另一個極端的例子是，創傷後壓力症候群患者，不但皮質醇分泌減少，而且腦下垂體與下視丘對於皮質醇的抑制作用更為敏感，導致皮質醇缺乏、壓力反應失調，造成各種情緒及適應的困難。

2. 自律神經系統：

壓力反應由大腦→杏仁核→外下視丘→作用在自律神經系統（交感神經與副交感神經）。

自律神經系統包含交感神經與副交感神經。交感神經負責「戰備狀態」，啟動時心跳加快、血壓上升、血糖增加。副交感神經負責「休養狀態」，讓心跳變慢、血壓降低。這兩系統會作用在很多身體器官——眼睛、唾液腺、氣管、心臟等等，它們的功能就像翹翹板，是互相拮抗的，當交感神經亢奮，副交感神經就受到抑制，反之亦然。一旦調節不好，就會造成自律神經失調。

當我們焦慮時，交感神經系統比較活化，會產生瞳孔放大、唾液腺分泌減少、汗腺分泌減少、支氣管舒張、心搏加速、血管阻力增加、胃腸道蠕動減少等反應，讓身體進入備戰狀態。

當焦慮或壓力過大，自律神經過度亢奮，很容

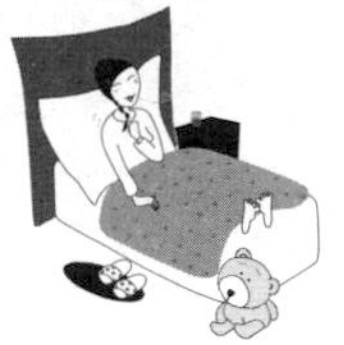

易造成「自律神經失調」現象。面對重大或長期壓力時，有時候是交感神經比較旺盛，就會出現緊繃不安、血壓升高；有時為了平衡與調節機制，卻變成副交感神經比較旺盛，感覺疲憊、懶怠、體力不佳。

另外，因為每個人的體質因素不同，面對壓力，有的人特別容易感覺到心臟部位不適，譬如心搏加速、心悸、胸悶；有人腸胃道特別敏感，壓力一大就拉肚子或是便秘、沒有食慾；有些人則是膀胱特別敏感，開始頻尿。其實各個器官的不舒服都與自律神經相關，所以我們不是治療器官，而應該治療造成自律神經失調的源頭，也就是焦慮的情緒。

焦慮對身心的影響

焦慮，不僅讓人心情不好，帶來生理的改變，還會影響認知與行為。許多人因為焦慮引起的身體不舒服而就醫，胸悶就去看心臟科、腹瀉就去看腸胃科，一家一家醫院不停地看，卻檢查不出問題，更加深挫折和焦慮感。事實上，如果能夠早點接受精神科醫師的評估與協助，釐清生活中有哪些壓力引起焦慮，就能避免不必要的就醫行為，並且對症下藥，早日恢復健康。

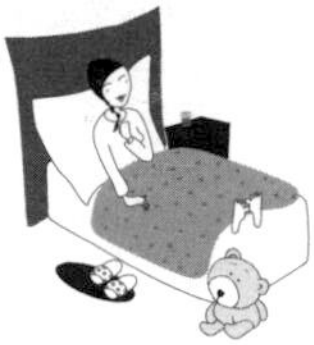

焦慮會帶來哪些影響呢？我們可以從四個面向來看：

情緒狀態	焦慮會影響心情。這是一種複雜的情緒經驗，包含害怕、緊張、畏懼、不安、心慌等感覺。
認知思想	1.認知能力改變——注意力集中、思緒變快，專注思考著如何應付改變或威脅。 2.思考方式改變——警覺性提高，留意負面後果以及可能發生的災難。這時人會尋求認同，希望別人支持我們的決定，變得比較完美主義、講究細節。
行為改變	動物在面對威脅時，會出現「戰鬥或者逃跑」的反應，人類也一樣，遇到困難，不是面對就是逃避，當然也有可能受到驚嚇而愣在原地，不知所措。野生動物面對的威脅多半是天敵；人類的生存威脅，除了生離死別外，還包含了社交的焦慮、失敗的焦慮等等。
生理反應	為了對威脅展開行動，身體會產生一系列的生理變化，包括肌肉張力增加、心跳加速讓血液趕快供應氧氣到全身、血管阻力增加而使血壓上升、呼吸急促使得換氧量增加、瞳孔收縮、冒汗、口乾舌燥等。

在焦慮適應的過程中，最重要的是知道自己在緊張，才能找到對的方法改變自己。就像病友老趙，因為緊張造成胸悶，去心臟科看診，醫生說：你心臟沒問題啦，去看精神科吧。老趙聽了心頭更火：我明明心臟痛，你卻要我去看精神科，難道我瘋了？ 其實，這正是問題所在：因為患者沒有意識到「焦慮才是問題的核心」。

也有不少人因為常常拉肚子，做了所有的腸胃檢查都沒問題，醫師詢問：「最近是不是比較緊張？」有些人會一口否認，「沒有啊，我一切都很好，哪有什麼好緊張的？」但仔細追問下去，才發現真的有些事情引發他們焦慮，只是不自知。很可能因為太習慣壓力的存在，不知不覺中壓力已成為生活背景的一部分，反而忽略自己一直處在焦慮狀態，直到身體發出警訊，才恍然大悟。

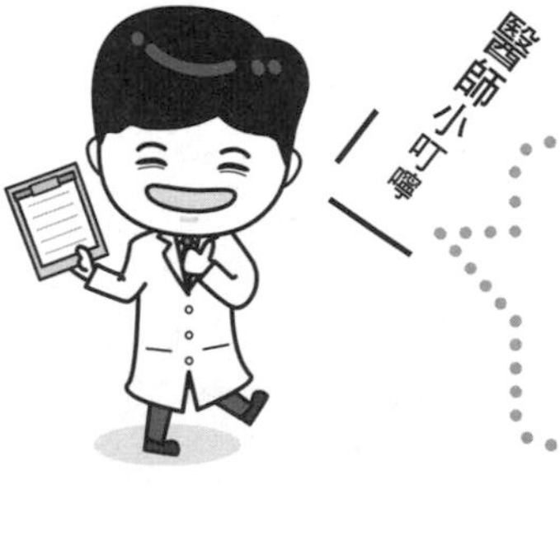

「察覺我在焦慮」，是改善身心狀態的關鍵第一步。

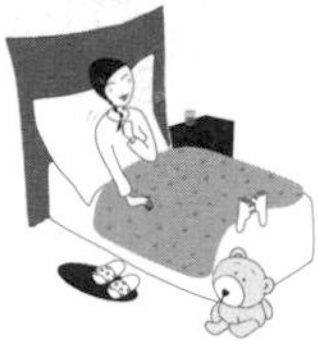

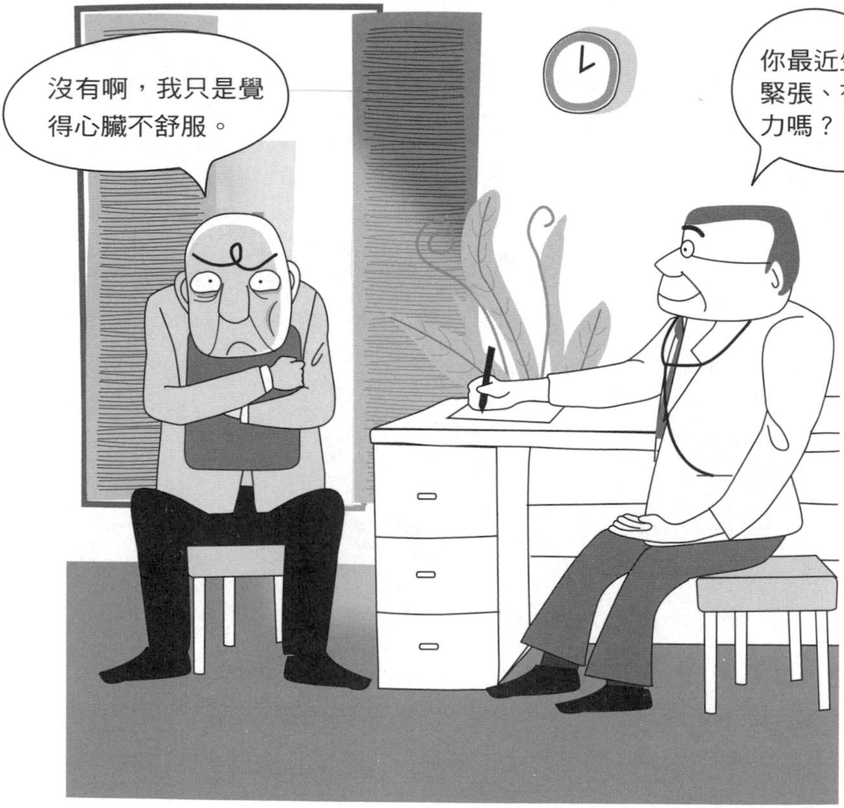
沒有啊，我只是覺得心臟不舒服。
你最近生活緊張、有壓力嗎？

醫｜學｜小｜常｜識

焦慮適應的過程

壓力事件，會因每個人的個體因素而有不同影響，透過各種焦慮反應，逐步地去適應。

壓力事件→個體因素→焦慮反應（情緒、認知、行為、生理）→適應過程

＊成功的適應過程─以後面對類似壓力，可減少焦慮反應程度。

＊不良的適應過程─以後面對類似壓力，會加強焦慮反應程度。

＊為什麼會適應不良？

1. 壓力太大、焦慮反應太強：生理不適、無助感、無望感。
2. 使用不當的適應方式：錯誤的認知模式、反覆的迴避行為。

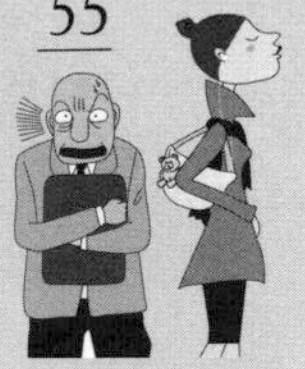

【第二章】

什麼是病態焦慮？

焦慮超過了一定程度就會發展成病態，
從情緒、認知、行為、生理等方面，可以觀察出來。
只要改善其中一個層面的症狀，
就能降低整體的焦慮度。

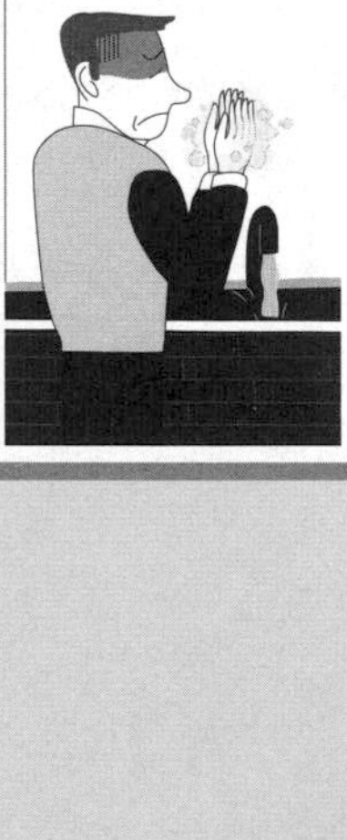

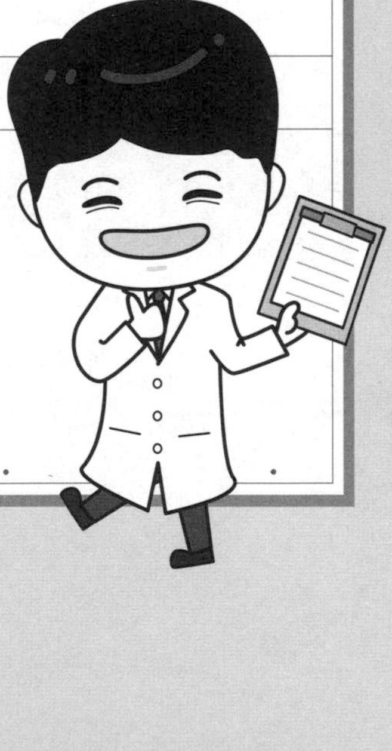

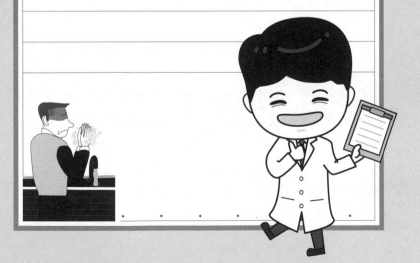

焦慮症是最常見的精神疾病之一，跟生活壓力息息相關，可說是一種文明病。壓力大時，焦慮的情形就會升高，而且常常會慢性化，影響日常生活和功能。

當焦慮狀況嚴重，身體發出種種警訊，日常生活一再出問題時，可能已經變成「焦慮症」，也就是「病態式」的焦慮症候群。

看看以下四個案例，他們有沒有超過焦慮的範圍，呈現病態發展呢？

【不斷檢查案例】

三十五歲的上班族黃先生：「我總是擔心門窗沒上鎖、瓦斯沒關緊，出門前一直檢查，走幾步路不放心又回去檢查一遍，搞得上班老是遲到。最後為了在上班之前有充裕時間檢查瓦斯，我每天得提早一、兩個小時起床。」

一直無法克服心裡的擔憂而需要反覆檢查，這行為已經大大影響生活。他可能有焦慮症中的「強迫症」。

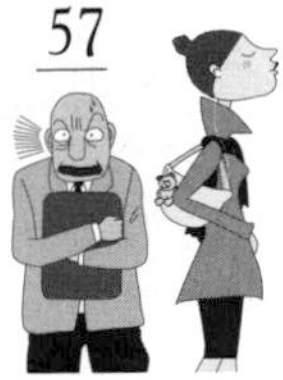

【喘氣案例】

三十歲、失業一年的王小姐：「已經有一年多了，我經常心悸胸悶、喘不到氣，一直上醫院作檢查、跑急診，但檢查都是正常，不知道該怎麼辦？為了這病，我工作也沒了。」

她的焦慮狀態不只引發身體上的不適感，甚至影響到工作，必須進一步仔細評估是否患了焦慮症。

【躲女生案例】

二十一歲的楊姓男大學生：「我無法在餐廳吃飯。事實上我幾乎不和女生說話。」

因為太緊張，害怕自己會出糗、手足無措，於是迴避可能讓自己窘迫的情境。他可能有焦慮症中的「社交焦慮」問題。

【怕飛機案例】

四十二歲、銀行專員蔡小姐：「我從來不出國。飛機的空調讓我無法呼吸，甚至曾經因為在飛機上快窒息，當場決定放棄旅行，直接下飛機。從那次以後，我對搭飛機愈來愈敏感、害怕，就連聽到朋友要去搭飛機，或者新聞報導機場的相關消息，都會覺得肚子痛。」

她對飛行的強烈恐懼，導致身體不適；這些不舒服的症狀，更加深她對飛行的恐懼。她可能患有焦慮症中的「畏懼症」。

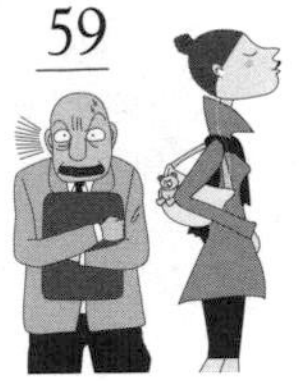

如何察覺病態焦慮？

不妨自我檢視一下：焦慮情緒已經影響日常生活了嗎？或總是冒出無中生有的焦慮嗎？

簡單來說，如果壓力事件本身並不嚴重，但身心反應卻相當激烈，這就是病態的焦慮。

還有一個簡單的判斷原則：當焦慮已經讓你覺得每天都不舒服、什麼事情都做不好，那就要好好面對了。

病態的焦慮，會透過情緒、認知、行為改變與身體症狀來表現，而且會放大負面感受，情緒變得焦躁不安。以下是病態焦慮的症狀：

情緒症狀	極度的不安、情緒起伏過大、心情總是不平靜。
認知思想症狀	1. 認知症狀：注意力不集中、記性變差。 2. 思考模式：災難化思考、以偏概全、自我挫敗、預設不好的後果等。
行為改變症狀	不斷的逃避、坐立不安、來回踱步停不下來。
身體症狀	1. 不舒服、說不出原因的身體不適；影響個人日常生活。 2. 與自律神經失調有關：心悸、胸悶、頭暈、頭痛、腸胃不適等。

在認知思想上，長期處於焦慮會引起注意力不集中、容易健忘、記性變差等。有的人思考模式會變得偏激，常有災難式思考，也就是人們常說的：「老是往壞的地方想。」遇到一點小事就像天要塌下來，覺得「一切都完蛋了，沒希望了、活不下去了」。行為表現上會不斷逃避、坐立難安，卻又沒辦法展現具體行動去做些什麼，只是一味擔心。身體表現則是常常不舒服，偏偏怎麼檢查都是正常，這些都是病態的焦慮症狀。

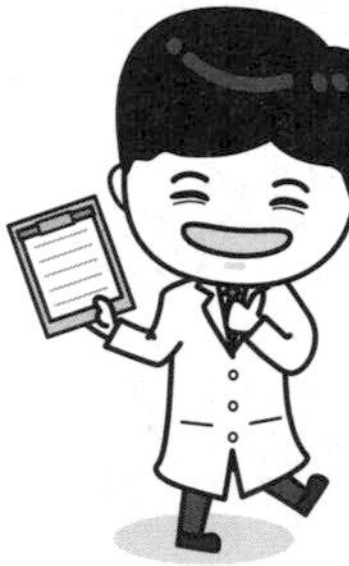

醫師小叮嚀

客觀來看，壓力事件並不嚴重、身體和情緒反應卻相當激烈時，就要提高警覺，千萬不要讓焦慮恣意增生、繼續擴大喔。

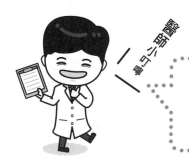

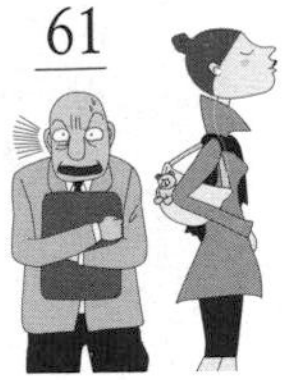

身心疾病與病態焦慮

有些藥物與生理疾病也會引起焦慮反應，例如降血壓藥裡的鈣離子阻斷劑、血管收縮素轉化酵素抑制劑、乙型交感神經抑制劑，都會讓人比較容易緊張、焦慮。

咖啡和茶這些含咖啡因的飲料，過量飲用也會讓人焦慮。平常有抽煙、喝酒習慣的人，往往是靠酒精與香煙來壓抑焦慮，若突然沒有酒喝、沒有煙抽，可能會出現戒斷的現象，反而升高焦慮感。

很多患有精神疾病的病友也會有焦慮的問題，譬如精神分裂症患者的幻聽，總覺得有人在他耳邊說話、批評他；妄想症患者常覺得有人在監視他，要對他作什麼不利的事；躁鬱症患者情緒比較不穩定，很容易因為要求沒有得到滿足而生氣；憂鬱症患者看事情很負面，特別容易有無中生有的壓力。以上這些因為精神疾病而引發的種種現象，都很容易造成焦慮反應。

焦慮症狀常見於各種生理、心理疾病，例如：

精神疾病	焦慮症、憂鬱症、躁鬱症、精神分裂症、妄想症……。
身體疾病	神經科疾病、內分泌疾病、自體免疫疾病、感染……。
內科藥物	血壓藥（鈣離子阻斷劑、血管收縮素轉化酵素抑制劑、乙型交感神經抑制劑）、非類醇類止痛藥、女性荷爾蒙、血清素再回收抑制劑……。
刺激性物質的作用	1.過量使用：咖啡、茶……。 2.戒斷現象：酒精、海洛因……。

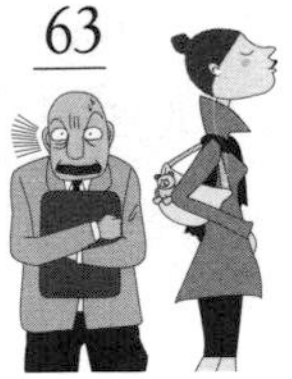

是焦慮症還是憂鬱症？

很多人常問起這個問題：「醫師，我很容易緊張，情緒又很低落，這樣到底是『焦慮症』還是『憂鬱症』？」

其實不必太計較這兩者的差別，又不快樂又焦慮，這兩種情緒經常一起出現，同時罹患兩種疾病的共病率也很高。若是真的很難區分，治療上也是大同小異，都能用抗鬱劑治療。

1991年，美國南方衛理公會大學（Southern Methodist University）心理系的兩位學者李．安娜．克拉克（Lee Anna Clark）和大衛．華生（David Watson），提出了「三階層概念」來區分憂鬱症和焦慮症。

所謂「三階層」是指負面情緒、正面情緒、自律神經亢奮。憂鬱症與焦慮症兩者都有負面情緒，但憂鬱症缺乏正面情緒，碰到好事情都快樂不起來，焦慮症者碰到好事情則可以感到快樂，這是兩者之間很大的不同。另外，焦慮症患者比較常有顯著的自律神經亢奮或自律神經失調的症狀，但憂鬱症患者則比較不明顯。

醫｜學｜小｜常｜識

焦慮症有多常見？

美國調查顯示，焦慮症一年盛行率約為17.7%（一百個人中有十七・七個人在一年之中得到焦慮症），比例很高；其中女性的罹病率約為男性的兩倍，女性的終生盛行率可以高達30.5%（十位女性中，有三人在一生中可能罹患）。

臺灣人的焦慮症情況又是怎樣呢？

這十多年來，沒有新的普遍性調查，但根據臺大醫院胡海國教授於 1982～1986 年的社區調查，可以看出臺灣焦慮症的盛行率比歐美國家低很多。

在焦慮症家族中，以廣泛性焦慮症最為常見，在城鎮調查所得的終生盛行率可以高達10.5%。女性較男性容易罹患廣泛性焦慮症（1.5～2倍），以及畏懼症（2～3倍）。

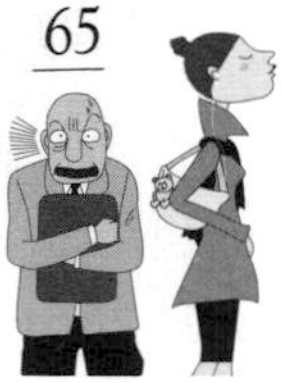

焦慮症有幾種？

「焦慮症」包含了許多不同的疾病，它們的核心症狀是「畏懼」和「焦慮」，是針對某類事物或廣泛事物，心生畏懼、焦慮，依畏懼的對象和焦慮的性質，區分出不同的焦慮症別。

常見的焦慮症狀如下：

焦慮症	臨 床 特 色
恐慌症	反覆的恐慌發作（強烈的、令人害怕的焦慮性生理反應），覺得身體非常不舒服，快要崩潰、死掉，伴隨強烈的懼怕與焦慮的反應。
懼曠症	懼怕焦慮發作或身體出狀況時無法獲得援助或逃離，所以很多地方不敢去，譬如空曠的地方。
社交畏懼症	因為擔心他人批評、發生困窘，而害怕躲避社交情境。
特定對象畏懼症	對於特定的物體或情境，譬如蜘蛛、懼高，有強烈的焦慮反應和躲避行為。
廣泛性焦慮症	長期、無法控制的擔心許多事物，婆婆媽媽般過度憂思小事情，譬如擔憂兒子上班途中會不會出事情？女兒今天沒打電話來是不是怎麼了？

強迫症	強迫式的思考與行為，無法控制地反覆出現令人焦慮的想法、影像或衝動，必須透過某種儀式性的行為來中和上述焦慮。譬如一直洗手，這是強迫式怕髒的意念，所以透過不斷洗手的方式來改善焦慮感。有些人洗手會誇張到有特定的步驟，好比一次要洗五遍，一遍要洗兩分鐘，所以總共要洗十分鐘才算乾淨，於是一天中可能都在洗手，生活會受到很大的影響。

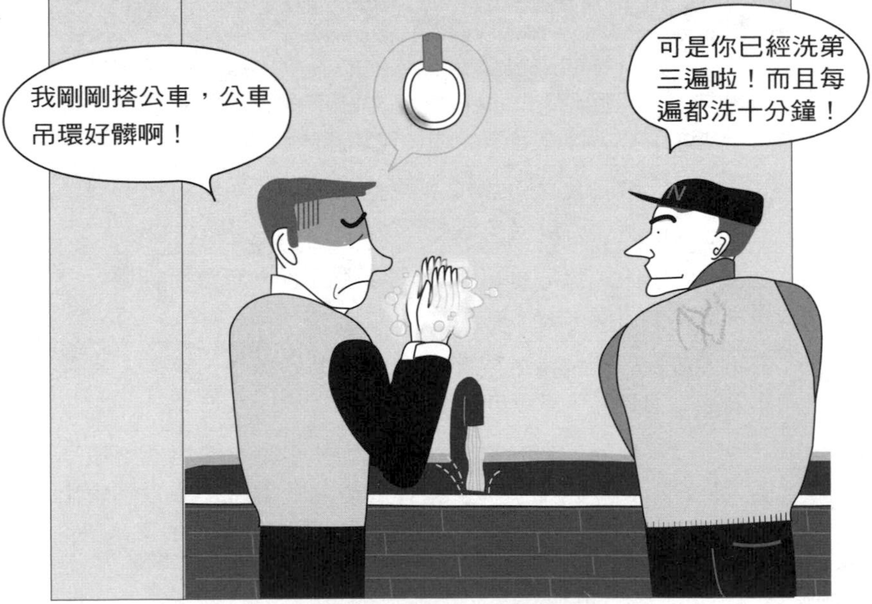
我剛剛搭公車，公車吊環好髒啊！
可是你已經洗第三遍啦！而且每遍都洗十分鐘！

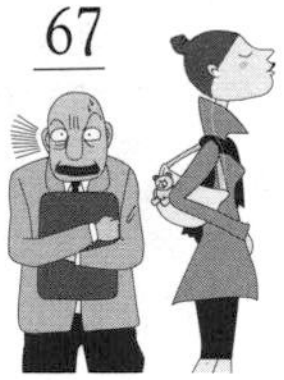

創傷後壓力症候群	在創傷事件後，出現三大類症狀： 1. 反覆再經驗與該創傷相關的事物。譬如被強暴的婦女反覆夢到當時的場景、人物或感覺。 2. 在日常生活會有強烈焦慮反應，警覺系統被過度活化，總是覺得緊張、對聲音很敏感、靜不下來等。 3. 有迴避和麻木反應，會逃避跟創傷事件有任何相關的人事時地物，對於自己的生活或情緒經驗則出現麻木感覺。

在焦慮症的分類中，歐洲國家廣泛採用的《國際疾病分類第10版》將焦慮症分為「畏懼性焦慮症」與「其他焦慮症」兩類，前者為針對特定對象的焦慮，後都則無特定對象。「畏懼性焦慮症」的類別包括伴有恐慌症之懼曠症、無恐慌症之懼曠症、懼社交症、特殊（單項）畏懼症；「其他焦慮症」的類別包括無懼曠症之恐慌症（陣發性焦慮發作）與泛焦慮症。在《國際疾病分類第10版》中，強迫症與嚴重壓力之反應與適應障礙症則有自己的類別。

本書對於各種焦慮症的介紹，係依據美國精神醫學會發行的《精神疾病診斷與統計手冊第四版》。在這個診斷系統中，焦慮症還包括了強迫性疾患、創傷後壓力疾患與急性壓力疾患。在2013年本書出版之際，美國精神醫學會發行《精神疾病診斷與統計手冊第五版》，其中的改變與《國際疾病分類》相仿。在第五版中，除了原來的「焦慮症」這個分類外，另外增加「強迫症及相關疾患」與「創傷和壓力相關疾患」。所以在第四版焦慮症這個分類下的強迫性疾患，在第五版歸類到「強迫症及相關疾患」中，此分類也包含身體畸型性疾患、收集癖疾患、拔毛癖等等帶有強迫性特質的病狀。第四版焦慮症這個分類下的創傷後壓力性疾患和急性壓力疾患，在第五版中歸類到「創傷和壓力相關疾患」，此分類也包含適應性疾患、反應性依附疾患等等與顯著壓力相關的疾病。

以下是美國精神醫學會於2013年發行的《精神疾病診斷與統計手冊第五版》中，焦慮性疾患（anxiety disorders）這個章節所含蓋的各種焦慮症：

1. 分離焦慮症：對於離開家裡或是依附對象，所產生的過度害怕與焦慮。
2. 選擇性不語症：在特定的社交情境中，無法與其它人交談。選擇性不語症的患者往往只有在家裡才有辦法開口說話。
3. 特定對象畏懼症（specific phobia）：畏懼的對象可以是動

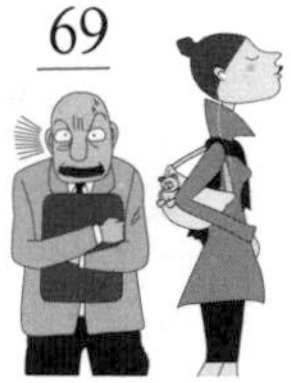

物、自然環境、血液／打針／受傷，或是特別的情境。

4. 社交焦慮症（social anxiety disorder, social phobia）：因社交情境所致的強烈害怕與焦慮。
5. 恐慌症（panic disorder）：反覆、無預期地恐慌發作。恐慌發作是一種突然的強烈害怕或身體不適感，在數分鐘內這種不舒服就會達到最厲害的程度
6. 懼曠症（agoraphobia）：在兩個以上的情境中會感到強烈的害怕與焦慮，這些情境包括使用大眾運輸工具、在開闊的空間中、在密閉的空間中、在隊伍或人群中，或是獨自一人在外。
7. 廣泛性焦慮疾患（generalized anxiety disorder）：就是對什麼小事情都擔心，沒有特別焦慮的單一對象。
8. 物質／藥物誘發之焦慮性疾患（substance/medication-induced anxiety disorder）：抽菸、喝酒、喝咖啡、喝茶，也可能造成焦慮性疾患。
9. 其他醫學性狀況造成之焦慮性疾患（anxiety disorder due to another medical condition）：內科疾病也會造成焦慮性疾患。
10. 其他特定的焦慮性疾患（other specified anxiety disorder）
11. 未註明之焦慮性疾患（unspecified anxiety disorder）

焦慮症如何治療？

焦慮強度發展成為病態時，就需要多管齊下的解方。有些可以很快緩解，有些可能要長年奮鬥。切記，只要努力面對，一定會有效果！

焦慮症在自助治療上，可以運用呼吸、冥想、肌肉放鬆等方法，使自己身心放輕鬆。在就診的醫療上，分為「藥物」與「非藥物」治療。無論哪一種焦慮症都有生理上的病理基礎，用藥物改善是最快的方法。但長期來說，還是要用非藥物治療的方式，特別是認知行為治療。

藥物治療：優點是藥效快而且症狀進步顯著，對患者能力和心力的要求比較少，門診所需投注的時間也較少。缺點是藥物的副作用、患者的負面觀感（被貼標籤是精神疾病）、依賴藥物或對藥物上癮、停止治療後復發的機會較高。

認知行為治療：優點是沒有副作用，患者本身可透過獲得的新技能來控制焦慮情緒與生理反應，而不是依賴藥物，有長期的治療效果和低復發率。缺點是花費的時間和心力多、症狀改善的速度較慢、回家作業費時、暴露治療（讓患者一次次面對他所畏懼的對象、情境，以逐漸練習

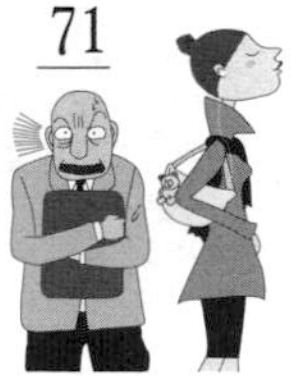

出耐受能力）很辛苦且中斷治療的機率較高、門診時間成本較高。

合併藥物與認知行為治療：這是最有效率的治療方式，也就是以藥物來迅速改善生理和情緒反應的強度，再透過認知行為治療逐漸學會新技巧，一步步改善自己對焦慮的反應。

下表是以上三種療法的簡單說明，更詳細的治療方法，以及身心放鬆技巧，請參考第三章和第五章。

焦慮症的治療法

藥物治療	**鎮定劑：苯重氮基鹽（benzodiazepine, BZD）** 1.俗稱的鎮定安眠藥物，就是鎮定劑、抗焦慮藥。 2.作用：抗焦慮、抗痙攣、安眠、肌肉鬆弛。 3.效果：一吃心情就輕鬆、不會緊張，快速的解除焦慮、鎮定、幫助睡眠。 4.副作用：注意力障礙、日間嗜睡、手腳不協調、反應速度降低、認知功能障礙、耐藥性等。就像喝酒，愈喝酒量就愈好，吃鎮定劑也是愈吃藥量愈重，不增加藥量就會覺得愈來愈沒效，可是不吃更難受，會產生依賴性。 5.以抗焦慮作用為主的藥物：短效、中效──alprazolam, lorazepam, bromazepam, oxazolam，長效──clonazepam, diazepam, chlordiazepoxide。 6.以安眠作用為主的藥物：estazolam, flunitrazepam, nitrazepam, flurazepam, brotizolam。

藥物治療	**抗鬱劑：** 1.有治療焦慮症適應症的抗鬱劑，包括血清素再回收抑制劑（SSRI）與血清素—正腎上腺素再回收抑制劑（SNRI）。 2.適應症：憂鬱症、焦慮症、暴食症、經前不悦症等。 3.不只用於憂鬱症，也可用於焦慮症。 一般來説，鎮定劑是壓抑症狀與神經，比較治標；而抗鬱劑可以改善體質狀況，比較類似治本，長期使用比較不會有依賴的副作用，當需要長期藥物治療時，這是比鎮定劑跟安眠藥更好的選擇。 4.效果：改善強迫性症狀，降低焦慮度，治療伴隨憂鬱症之焦慮症。 5.副作用：性功能障礙、腸胃道症狀、頭痛、失眠、嗜睡、低血鈉等。 6.血清素再回收抑制劑之藥物：fluoxetine, paroxetine, citalopram, escitalopram, fluvoxamine, sertraline。 7.血清素—正腎上腺素再回收抑制劑之藥物：venlafaxine, duloxetine **其他藥物治療：** 1.乙型交感神經拮抗制（propranolol, atenolol）：可以治療焦慮本身，改善焦慮情緒，如表演焦慮（performance anxiety）和焦慮的生理症狀（心悸、胸悶、坐立不安）。但除了焦慮症外，還患有氣喘、慢性阻塞性肺病、心博緩慢、糖尿病者，不可使用。 2.抗精神病藥：吃抗鬱劑效果不好時，可改用或加上低劑量的這類藥物，有助於改善持續且嚴重的焦慮。 3.buspirone：也是一種抗焦慮藥；沒有嗜睡或抑制呼吸的副作用。 4.抗組織胺：輕微的抗焦慮效果，不影響呼吸。

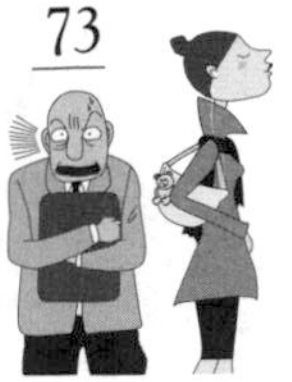

認知行為治療	**對疾病的教育：** 1.讓患者知道自己得到哪一類型的焦慮症，怎麼去處理它。 2.了解生理、思考、行為和身體症狀的交互作用。 3.提供網路資源、患者手冊來教育家屬。 4.增進患者對於焦慮及焦慮疾患的認識。 5.提高對所患疾病及建議治療的接受度。 **練習放鬆技巧** **讓患者學習暴露法：** 1.不同的焦慮症有不同的暴露方式。 2.伴隨足夠高的焦慮度，才是有效的暴露（所以過強的鎮定劑會使得焦慮被完全抑制，而失去暴露的效果）。
合併治療	合併藥物治療與認知行為治療，是最佳治療方式： *兩種治療模式針對不同的症狀，有加乘作用。 *藥物能同時治療其他共病，如憂鬱症；藥物也能在發病初期降低焦慮，幫助認知行為治療的進行。 *認知行為治療與心理治療可增進服藥的配合度，對於人格特質或人格疾患有治療效果，並且能幫助患者脫離對於鎮定劑的需求。 *可加用抗憂鬱劑，能增加正面思考，減少強迫性特質，幫助暴露的學習。

【第三章】

焦慮症家族

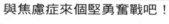

焦慮症形形色色，
是慢性化且對生活品質有巨大衝擊的疾病。
不要只靠藥物，但也不要太拒絕藥物，
結合藥物、心理治療、抗焦技巧的學習，
與焦慮症來個堅勇奮戰吧！

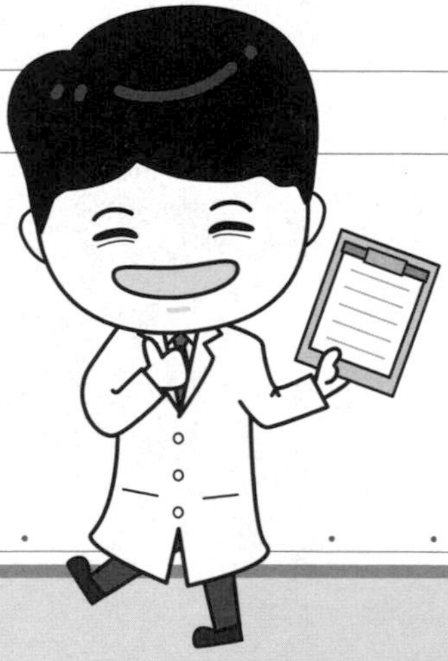

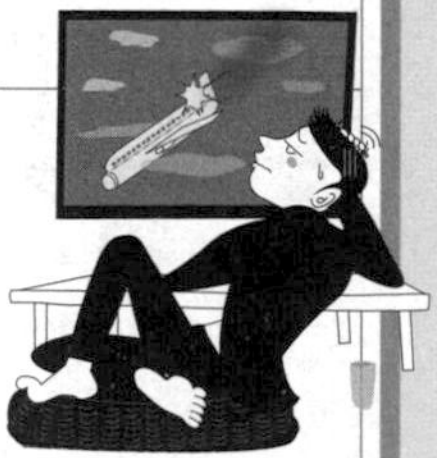

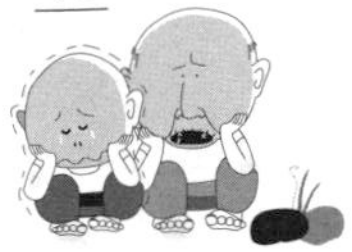

廣泛性焦慮症

病友心聲：「我常常處在高度緊張中，找不到原因也沒有辦法控制，容易為小事擔憂。原來，頭痛、下背痛是因為想太多，甚至胸悶、心悸、手抖、無力、注意力不集中、健忘、脾氣大……都是因為我『太會操煩』了。」

【案例】

明明沒有壓力，但總是在操煩

六十歲的林太太經由骨科轉介到精神科就診。林太太常常覺得肩頸痠痛、下背痛；原先以為是長骨刺，但X光看起來沒問題，復健的幫助也不大。醫師判斷應該是情緒失調造成肌肉長期緊繃，導致這些痠痛症狀，於是介紹她去看精神科。

醫師詢問林太太生活上有沒有什麼壓力時，林太太表示一切都很好：房子是自己的，沒有房貸；夫妻感情不錯，常一起出門爬山；兒女都已成家立業，還幫她添了幾個孫子呢。

看著林太太緊皺的眉頭，醫師再問她平常都在擔心什麼。這時林太太表示擔心的事情可多著，例如擔心兒子開車上班會不會出意外、女兒沒打電話來是不是出了什麼事、明天和朋友聚餐會不會遲到、家裡會不會遭小偷……很多瑣碎事，講都講不完。林太太表示其實自己不願想這麼多，但沒辦法控制。

解析

這就是很典型的廣泛焦慮症患者。壓力會造成焦慮反應，但「廣泛性焦慮症」患者不見得有明顯或特定的壓力源，壓力多半是自己造成的，因為就是忍不住會過度擔心許多事情。

由於沒有特定的壓力事件，焦慮是在不知不覺中發生，因此患者無法將身體症狀與認知症狀連結到情緒經驗，往往先感受到肌肉緊繃、自律神經失調、過度警覺等症狀，而沒有察覺到情緒問題，會先去看其他科醫師。所以患者常常已患此病達十年以上，才來看精神科，是不知不覺中所累積的長期問題。

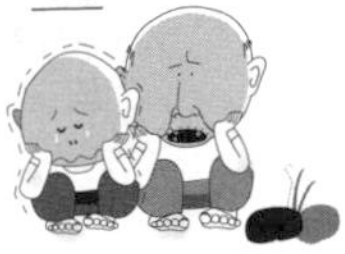

廣泛性焦慮症的終生盛行率約為5%，女性與男性罹患的比例是二比一，是第三常見的精神疾病，僅次於憂鬱症跟酒精依賴。它常常合併其他的精神疾病，包括其他類型的焦慮症、憂鬱症、物質濫用等。

症狀與診斷準則

廣泛性焦慮症的核心症狀為：持續六個月以上對於許多事情過度的焦慮及擔憂，雖然自己知道這些憂慮是過度的，但就是很難控制它們。常會伴隨以下症狀，例如感覺煩躁、容易發脾氣、時常感到疲倦、不容易集中注意力或經常恍神、肌肉緊繃、睡不好。

治療

1. 認知行為治療

（1）認知治療上：了解並改變自己對事情的看待方法，想想自己是否有認知的扭曲——傾向放大事情的嚴重度、往壞的結果想、無法正確評價自己的判斷。

（2）行為治療上：以肌肉放鬆法、生理回饋法，去控制焦慮產生的症狀。

2. **藥物治療**

選擇性血清素再回收抑制劑、血清素—正腎上腺素再回收抑制劑、抗焦慮劑。其中最優先的選擇是俗稱抗鬱劑的「血清素再回收抑制劑」，長期使用不會有依賴的副作用；因為此類患者的病程一般都非常長，而且治療暫停之後復發的機率很高，治療暫停一年內有九成的患者會復發，建議要長期服藥，維持治療。

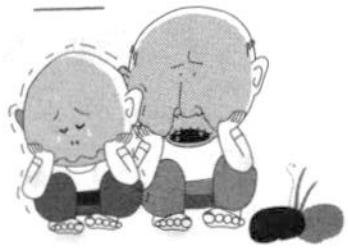

恐慌症與懼曠症

病友心聲：「我的身體突然很強烈的不舒服，這讓我驚恐、慌張，覺得自己快要死了，不知道該怎麼辦？從此以後我都很留意身體的任何不適，擔心最壞的結果，就這樣惡行循環……。」

【案例】

伴隨懼曠症之恐慌症

李太太今年四十五歲，一向身體很健康。某個平常的下午，李太太在家裡突然覺得胸口很緊、心臟砰砰地一直跳、喘不過氣、頭暈，非常不舒服。李太太從來沒有經歷過這樣的感覺，而且她發現狀況愈來愈嚴重！

她想到心肌梗塞過世的老伴，覺得自己好像正經歷同樣的過程。她按著胸口，極度害怕自己就要死了，不知道該怎麼辦。家裡沒有人，她緊張地發不出聲音，沒有辦法移動，只能坐在沙發上等。煎熬地過了半個小時，症狀才慢慢緩解。

李太太立刻掛急診接受詳細檢查，報告都很正常。但是她仍然非常擔心，身體一定是哪裡出了問題。一個禮拜後，她又再一次經歷相同感覺，她相信自己一定患了某種嚴重的心臟病。

隨著症狀反覆出現，李太太不斷地看醫師、看急診。雖然醫師都說很健康，但她沒有辦法放心。漸漸地李太太避免做激烈的運動，甚至不爬樓梯了。她總是待在隨時可以尋求協助的地方，避免搭乘公車、捷運，不去擁擠或空曠無人的地方，她擔心在這些地方，如果突然心臟病發會來不及就醫（等於同時出現懼曠症的反應）。李太太只能待在家裡，而且需要有人陪伴，以免「心臟病」發作了，沒人送她就醫。

一年後，在家人的勸說下，李太太到精神科就診，診斷為「伴隨懼曠症之恐慌症」。在藥物治療和不斷地認知重建下，類似的症狀不再發作，而且她也慢慢了解這只是一種焦慮的表現，不是身體的問題。她不用再為心臟不適而整天提心吊膽了。

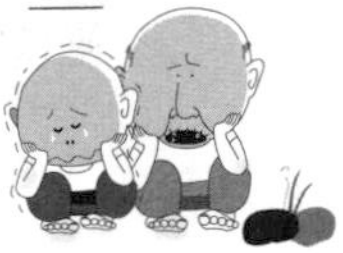

恐慌症（panic disorder）

1. 解析

恐慌症通常是無預警出現的。患者突然出現極度焦慮，以身體症狀為主，說不出為什麼，就是感到有什麼恐怖的事情即將發生了。恐慌發作常常是突然且沒有原因的，來得快也去得快，在十分鐘內不舒服到達頂點，一般不會超過半個小時。發作後覺得非常疲倦且精疲力竭，是一種失控且無法理解的經驗，而且會反覆發作。

恐慌症的特色是：預期性焦慮和災難化思考，持續害怕，擔心隨時有另一次發作及不好的後果，所以發作後會有一連串的思考與行為改變（逃避反應），包括擔心會有急性心肌梗塞、會中風，甚至死亡等身體後果，擔心失控、發狂等心理後果，擔心發作時的難堪、羞愧等社交後果。

根據調查，一個人一輩子會得到恐慌症的機會是1%～4%，女性比較容易，是男性的1.5～2.5倍，而且更容易合併懼曠症，是男性的2.5～4倍。此症常發病於二十幾歲，平均年紀二十五歲，第一個高峰是十五歲到二十四歲，第二個高峰是四十五歲到五十四歲。患者有如下的認知和行為模式：

災難化思考：恐慌症狀之一是「窒息感」，引導出災難化思考——「我一定會缺氧暈倒，甚至因此中風、四肢癱瘓成為廢人……」，因此病患會趕快逃去急診、到醫院就診。

懼曠的思考模式：為了避免窒息感，病患會有懼曠的思考模式，避免去無法求助的地方，時時需要新鮮空氣以避免窒息感，不能待在狹小的空間，也不能坐電梯、待在辦公室、搭交通工具，最後甚至無法出門、無法上班。

行為改變：為了避免喘不過氣，因此不能做運動、衣服領子不能太緊，一有「窒息感」立即去醫院，變成一種逃避行為的惡性循環。

2. 症狀

恐慌發作的特色是來得快去得也快，常常在十分鐘內達到最嚴重的程度。

在這段期間內，會感受到身體極度的不適，並且有強烈害怕失去控制的感覺。患者往往會經驗到許多身體的症狀，包括心悸、胸悶或胸口不適、呼吸困難、噁心或肚子不舒服、流汗、皮膚感覺麻木

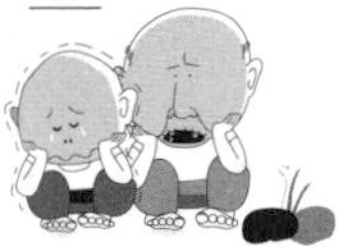

或刺痛、全身顫抖、頭暈或站立不穩等。

除了身體症狀外，在心理上會有失去現實感或失去自我感、對於可能失去控制或突然發狂的恐懼，以及強烈害怕可能死亡等症狀。

3. **診斷準則**

恐慌症的特色為反覆出現「非預期性」的恐慌發作，也就是沒來由的、沒有遭受顯著壓力事情，卻仍然出現恐慌症狀。而且因為恐慌發作時所經歷的恐懼經驗，在發作後會有相當長的時間（一個月以上），持續擔心未來是否會再次發作，或擔心發作時的不適是否已造成傷害或後遺症，這些害怕也可能以行為改變的方式表現，例如常常反覆就醫，做不必要的身體檢查。

值得注意的是，有些生理疾病也可能誘發恐慌症發作，常見的有甲狀腺機能亢進、心律不整、前庭功能失調、二尖瓣脫垂、複雜部份性癲癇、低血糖。較不常見的有副甲狀腺機能低落或亢進、嗜鉻細胞瘤、肺栓塞、電解質不平衡、庫欣氏症候群、停經。

醫｜學｜小｜常｜識

恐慌發作和一般焦慮反應的差異

	恐慌發作	一般焦慮反應
發作	突然、意外	逐漸發生
到達焦慮頂峰	快（十分鐘內）	較慢
身體症狀	非常顯著	不一定顯著
災難化思考	典型且顯著	較不典型，且不顯著
行為反應	立刻逃離	延遲的逃離，迴避
總體持續時間	相對較短	不一定，一般而長

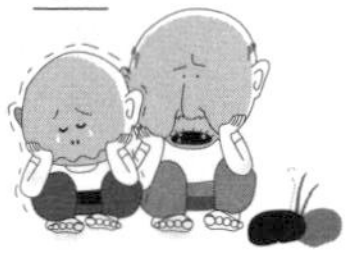

懼曠症（agoraphobia）

1. 解析

反覆恐慌症發作有造成懼曠症的傾向，約有一半的恐慌症患者會發展出懼曠症；不過也有懼曠症患者沒有經驗過恐慌發作。

懼曠症的主要症狀是：因為擔心在恐慌發作而必須逃離或尋求協助時，身處某些情境會造成困難或尷尬。因此患者會害怕、迴避一些情境，例如獨自在外、搭乘大眾運輸工具、置身於空曠處、電影院排隊的隊伍、商店或人群中等等。若必須處於畏懼的情境時，患者需要使出全身力氣才能勉強忍住、耐受。

患者之所以有逃脫或需要獲得協助的焦慮，是來自雙層的過度擔心——既擔心恐慌發作，也擔心發作時會暈厥、發抖、四肢無力等，而造成尷尬的局面。

2. 懼曠症害怕的場景

（1）單獨一人在安全區域外：獨自出門、獨自旅行、獨自出差、獨自開車、獨自在家等。

（2）發作時可能困難或無法逃離的地方：擁擠的場

所、行進中的火車或公車、飛行中的飛機、高速公路、地下鐵、電梯、隧道、橋樑等。

（3）逃離時可能顯得笨拙或尷尬：公眾場所、餐廳、社交集會、髮廊或牙醫看牙時、戲院、購物中心、排隊時、超級市場等。

恐慌症與懼曠症的治療

懼曠症往往會伴隨恐慌症而來，這兩者多半是一起治療，治療方式也是大同小異。

藥物治療的同時，還是要搭配認知行為治療，才容易消除殘留的症狀。

1. **藥物治療：**

恐慌症與懼曠症很容易慢性化，常需要長期的治療。一般先以藥物來緩解症狀，最常使用抗鬱劑─血清素再回收抑制劑。急性期則以高效鎮定劑、抗焦慮藥為主，疾病緩解後仍應維持治療至少半年至一年，才能降低復發率。

2. **認知行為治療：**

（1）練習辨識特定症狀，試問自己是否有「災難化認知」的傾向？是否有自然而然把事情想得太

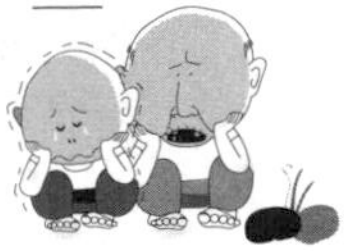

糟的「自動化想法」？是這樣而引起身體過度敏感嗎？

（2）如何辨識是「災難化認知」呢？要挑戰自己的想法：

A. 我找得出支持這種「災難化想法」的證據嗎？譬如擔心發作會死，但是明明恐慌發作很多次都沒死，所以沒有證據支持發作了就會死。

B. 對於自己身體的感覺和症狀，試著提出替代的、正常的解釋。譬如了解什麼是自律神經失調，下次發作時，告訴自己這只是自律神經失調而已，它很快會過去的，不要太擔心。

C. 分析出災難化認知的益處和壞處。愈來愈相信自己後，災難化認知就會愈少出現。

（3）可使用「行為實驗」，來支持「替代解釋」是對的，方法如下：

A. 誘發某特定症狀：譬如恐慌症會頭暈，可以故意試著憋氣，幾秒鐘之後，就會開始感到不舒服、快喘不過氣、頭暈等類似恐慌症的不適，於是知道頭暈不代表會中風，以後再感到頭暈時，就可以用替代想法安慰自己：「頭暈只是不舒服而已，不是中風的前兆」，慢慢練習放鬆情緒，克服災難化思考。

B. 不採取迴避行為：在一次發作時，刻意不要趕往醫院，讓恐慌自然過去，就會更相信「恐慌發作不是身體出問題」、「恐慌發作不會死」、「恐慌發作只是難受了點，但一下子就過去了」。

（4）暴露治療：可採漸進式暴露法，從簡單的做到困難的。步驟如下：

A. 建立懼怕情境的階層表。例如較簡單的是獨自到門口散步，較困難的是獨自出門到超級市場購物。

B. 由焦慮度低的情境開始暴露、漸進式的練習；使用「焦慮控制」技巧。

C. 藉由比較暴露前後的焦慮度獲得該情境不可怕的證據。

例如去超級市場前就感到這個地方實在太

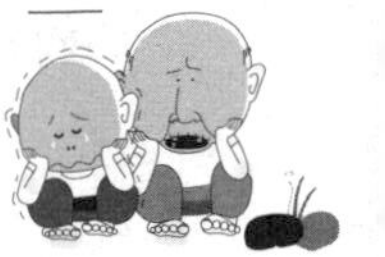

可怕了，焦慮度達九十分，但實際上真的去到那裡，使用放鬆技巧後，焦慮度只有二十分，於是就知到了超級市場不如想像中恐怖。

D. 簡單的情境練習成功之後，再挑戰焦慮度更高的情境。

醫師小叮嚀

當恐慌來襲，就等在那兒接受它，不要逃避，只要等待，它會自己過去的！

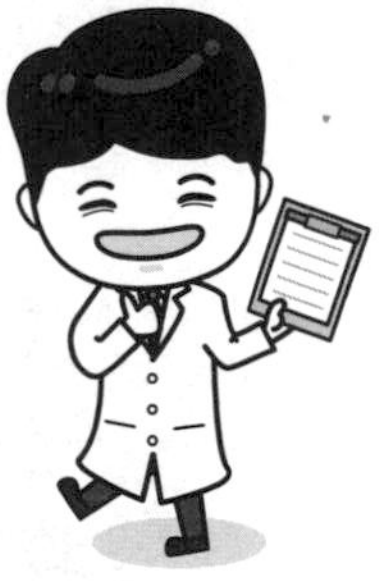

特定對象畏懼症

病友心聲：「我只想生活在自己的理想世界中，沒有我懼怕的東西，沒有蛇、閃電和飛機，啊！多麼美好的世界。下雨不出門就不會看到閃電，不出國就不會搭飛機，沒有這些畏懼的事物，世界多美好。每當不得不進入外面世界時，我總是帶著恐懼和緊張，迫不及待地想回家，我無法離開我自己的小世界啊！」

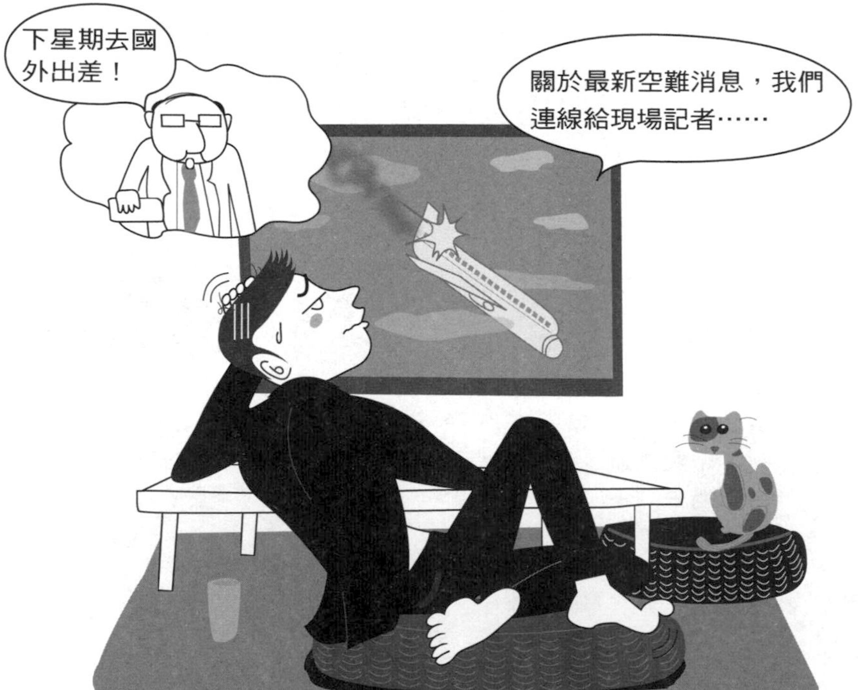
下星期去國外出差！
關於最新空難消息，我們連線給現場記者……

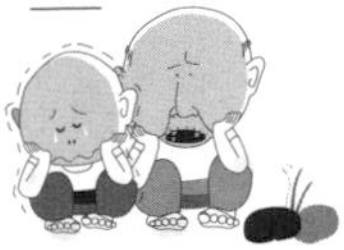

【案例】

畏懼與飛機有關的一切事物

三十二歲的王先生在外商公司工作，他富有創意並且認真負責，擁有傑出的外語能力，是公司內不可多得的人材。但他必須刻意隱瞞一件事，不能讓上司知道，因為從來沒出過國的他，對搭飛機有著很深的恐懼。

他記得小時候看到空難新聞時的感受，沒有比那種無法預期、劇烈和不可挽回的災難更可怕了。當高中同學提議要去峇里島畢業旅行時，他的胃就開始翻滾；他想到的不是峇里島的明媚風光，而是種種和空難相關的細節。當他提著行李到機場時，已經冷汗直流。準備出關時，強忍的恐懼終於爆發，他搖搖晃晃站不穩，胃裡的東西從嘴巴翻湧而出，他當下就決定放棄畢業旅行。

從此以後，王先生迴避任何有關「搭飛機」的話題。他不喜歡看讓他想起飛行這件事的旅遊節目，連聽到飛機場、到機場的快速道路、到機場的客運等字眼，都會感到不適。他知道自己的害怕沒有道理，但只要不坐飛機，他的生活和一般人無異。

某天，公司通知王先生升職，並且負責一個對外的部門，出差是無法避免的。王先生對於晉升感到喜悅，但這個興奮似乎無法蓋過對於飛行的恐懼。輾轉難眠幾個晚上後，他辭去了這個職務。雖然生活回歸平靜，但他下定決心要尋求方法，徹底解決「畏懼飛行」的問題。

解析

每個人生活中多少都有害怕的事物，如果由一般的害怕逃避，進展到嚴重影響生活的程度時，就成了畏懼症。

美國行為學派學者約翰．華生（John B. Watson），有一個著名的制約反應理論「小亞伯特實驗」（Little Albert），可用來理解「特定對象畏懼症」。這個實驗是讓九個月大的小亞伯特看到「小白兔」時，同時製造「大聲的噪音」驚嚇他，反覆多次後，小亞伯特每次看到小白兔，就算沒有噪音，也會有驚嚇哭泣的畏懼反應。

所以特定對象畏懼症所畏懼的，不是只限於對象本身（例如噪音），而是擴及跟畏懼對象相關連的任何事物（例如小白兔）。

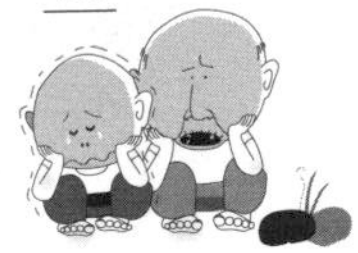

造成特定對象畏懼症的原因，主要是過度擔心受到傷害，譬如飛機可能會摔下來、蛇會咬人等。還有口耳相傳（媒體）的力量，譬如一直聽到「愛滋病會傳染而且沒有藥醫」這樣的訊息，就會很害怕接觸到愛滋病人。

在行為上，患者愈是逃避所畏懼的對象，害怕就會不斷增強。在認知上，一直想著如何避開這些畏懼的東西，擬定逃離計畫去迴避相關情境，反而更加強對這些東西的害怕。原本只是一般的害怕，逐漸地變為一發不可收拾。

此外，遺傳的生理因素也會造成畏懼症，例如「畏懼打針」，研究顯示此類患者往往有一等親也有類似情況。

畏懼對象與畏懼反應

1. **畏懼對象：**

患者所畏懼的對象，常常也是一般人會感到不適的物體和情境。包括：

（1）怕動物：蛇、蜘蛛、昆蟲等。

（2）怕自然環境：水、高度、暴風雨。

（3）怕血：打針、傷害、傷口、侵入性醫療。

（4）怕某些情境：大眾運輸工具、隧道、橋樑、電梯、飛機等。

特定畏懼症的患者，只要不看到害怕的東西，平常都能過得很好，但是總有些時候不得不去面對，甚或影響到生活與工作了，患者才有動機去接受治療。

2.畏懼反應：

（1）生理反應：焦慮和交感神經興奮，可能帶來身體不適。

（2）行為反應：逃避、再逃避。

（3）畏懼血、打針的傷害時，會產生「血管迷走神經反應」：低血壓、暈倒和噁心感等。

畏懼症是很常見的焦慮症，終生盛行率為8.8%～12.5%，女性是男性的兩倍，大部分的人未尋求協助。平均發生於十三歲至十七歲之間，最常懼怕的是動物、血、打針，但多半在幼童時期即發病，長大後就不怕了。懼怕自然環境則多半較晚發病，約二十歲左右，譬如害怕搭飛機等。於幼童時期發病的畏懼症，常常是暫時的，到了成年往往就消失，但成人的畏懼症往往會伴隨個案很長的時間。

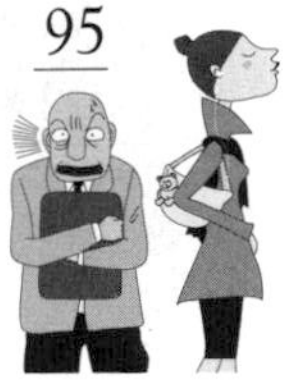

診斷準則

特定對象畏懼症的特色為持續強烈地害怕某種特定物體或情境，雖然自己能了解這個畏懼反應是不合理的或過度的，但沒有辦法改變這個害怕的情緒。

個案在行為上有明顯的逃避反應；如果必須暴露在所懼怕的對象時，會出現強烈的焦慮反應，甚至可能會達到恐慌發作的程度；畏懼反應必須嚴重到造成個案顯著的痛苦，並且影響生活及功能。

治療

對於此症，藥物不是有效的治療方式，最重要的是行為治療：

1. **暴露法：**愈害怕就愈要面對它。可採用：

（1）洪水法：直接面對所畏懼的對象，重複暴露在真實情境，以證實該對象是無害的，藉此停止恐懼。

（2）系統性減敏感法：逐步面對畏懼對象，有計畫地、漸進地去靠近並接觸害怕的物體。如學習肌肉放鬆加上想像，遇到畏懼對象時，以新學到的放鬆法來面對。

2. **快速眼球轉動脫敏與重建（eye movement desensitization and remodeling, EMDR）：**

　　這也算是暴露方式的一種，是用快速眼球轉動來整合害怕的經驗。眼球跟著治療師的手左右來回轉動，心中想著害怕的物體／情境，直到焦慮反應下降。

3. **催眠：**

　　運用催眠技巧，幫助患者在面對畏懼時，能提升可以忍受的程度。

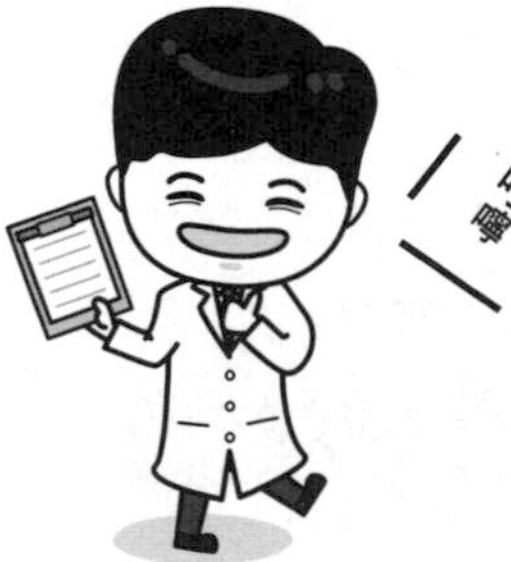

醫師小叮嚀

特定對象畏懼症，吃藥沒什麼效果，採取「暴露法」，讓自己慢慢地靠近、面對所害怕的對象，才是最有效的治療。

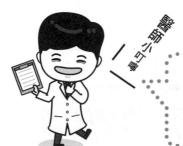

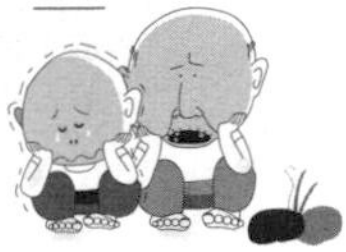

社會畏懼症

病友心聲：「大家都說我很害羞。應該是吧，但這樣的害羞會不會太極端呢？我從來沒有和異性說過話，畢業後希望能找個一個人的工作，比如說燈塔管理員之類的。其實我也覺得很困擾，但害羞的我實在是無法開口尋求幫助啊。」

【案例】

上台報告、外出、交談都成為焦慮的來源

二十四歲的張先生，是俗稱「社會畏懼症」或「社交焦慮症」的患者。他在學生時代就深受困擾。每次要上台報告之前都非常緊張，以致於常常沒有辦法上台。在少數幾次上台的經驗裡面，他覺得台下每個人都在注意他，然後開始擔心自己的站姿不雅觀，講話有點結巴，覺得自己表現不好的地方都被台下人看在眼裡，大家一定認為他的報告很差，希望他趕快下台，雖然只是自己在腦海裡認

定別人可能有哪些看法，但是當他這樣想時就會焦慮到說不出話來，甚至講兩三個字就開始結巴，也因為這樣，他更相信自己做不來。於是每次上台報告，最後都以失敗收場，讓他完全沒有信心。

他的社交焦慮並不只在上述場合，在搭乘大眾工具或外出用餐時，他總是很注意自己的言行舉止，很擔心自己任何動作看在別人眼裡都是不雅的；去餐廳用餐時，他甚至擔心夾菜掉落食物而出糗。因為在社交場合都會感受到非常強烈的焦慮，以致於他開始迴避，到最後他乾脆不出門了。也因此他從來沒有跟異性說過話，因為太在意對方的評價，他始終相信自己表現不好。

很勉強從學校畢業之後，他也沒有做過任何工作，因為求職時跟上司或權威人士說話有困難，也沒有辦法跟人相處，只能待在家裡。

家人覺得這樣下去不行，帶他來看病。但看病對他而言也是很大的焦慮，他一進診間坐下來，便開始顫抖，坐立不安，這是他的焦慮反應，但這反應讓他在別人面前表現更不好，變成惡性循環。就診期間，他也常常失約，因為從出門到醫院，他都覺得舉步維艱，不能來門診也成為他疾病的一部分。

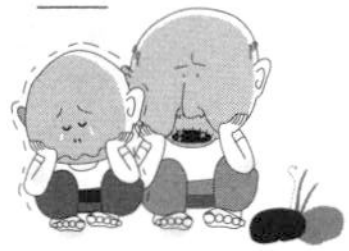

解析

「社會畏懼症」的患者可說是社會邊緣人，無法走入人群。患者甚至會想找沒有人的工作環境，譬如燈塔管理員，對社會的畏懼強烈到這種程度。這類患者很擔心別人發現自己行為失當，因而出糗或困窘。

這類患者女性較多，但求助者中男女比例相似。一般在青少年時期發病。患者不只個性害羞而已，也造成顯著的功能損害。在美國，終生盛行率為2.4%～13%，亞洲國家的盛行率較低。

患者的焦慮情境主要有兩種，第一種是「操作焦慮」、「表演焦慮」（performance anxiety），例如公開演說、在他人面前進食（怕筷子拿不穩）、在他人面前寫字（怕寫不好被嘲笑）。第二種是「社交場合的焦慮」，例如與人約會、與長輩交談、陌生人問路、參加宴會等。

患者面對焦慮情境時，會產生「逃避」的行為反應與「適應不良」的認知模式，而開始有焦慮反應——對自己挑三檢四、預設別人的立場和看法、災難化思考等——也因此對自己更沒有信心，造成惡性循環。

針對張先生這個個案，治療的重點是如何讓他來醫院看病，這也是治療上很大的挑戰。因為平常出門都很困難了，更何況要到醫院看病！治療策略是透過認知行為治療的方法，剛開始先給他足夠的心理支持，讓他對醫院這個地方放心，然後很實際地一步步教導他從家裡來醫院的路上，可能會碰到的困難，以及要用什麼樣的想法讓自己能夠撐過這些困難。

譬如搭捷運來醫院時，在捷運上可能會覺得大家都在看他，這時候要訓練他告訴自己：「每個人都有自己的事要做，不可能都在看著我。」接著則是「恐懼都是自己想像出來的！」、「別人就算看到我，也不會覺得我表現很奇怪，是我自己太過度擔心」。

就算透過認知思想的重建，張先生還是很難控制焦慮感，因為這焦慮已經跟著他大半輩子了，因此必須加上藥物的治療，以抗憂鬱藥與鎮定劑為主。鎮定劑可以很快降低他的焦慮程度，但是長期使用對身體並不好，因為張先生的問題不會在很短期內解決，所以加上抗憂鬱劑，可以成為往後一段時間內，降低焦慮的主要藥物治療方式。

經過一年的治療，張先生可以出門去應徵工作，即使還沒有找到工作，但對他來說已經是很大的改變了。只不過治療結束後，他還是無法跟異性說話。

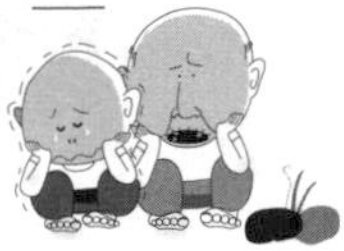

診斷準則

社會畏懼症的核心恐懼為「害怕在社交情境或某些其他狀況，被別人發現自己行為失當或顯露出來的焦慮症狀」，因為一旦其他人（尤其是不熟識的人）注意到這些情況，就會感到非常尷尬和羞辱。

患者雖然明知這些害怕是過度或不合理的，但仍然會盡量迴避所害怕的情境，否則會出現強烈的焦慮反應。而這個畏懼所帶來的焦慮和痛苦，必須嚴重到影響個案的生活以及功能。

治療

跟「特定對象畏懼症」不太一樣的是，社會畏懼症可以用藥物治療，而且非常有效；當然，認知行為治療也是不可或缺的治療元素。

1. **藥物治療**

（1）抗鬱劑：選擇性血清素再回收抑制劑、血清素－正腎上腺素再回收抑制劑、單胺氧化酶抑制劑。

（2）鎮定劑、抗焦慮劑

（3）乙型交感神經拮抗劑：表演／操作焦慮者服用

後，暫時的焦慮感會下降。

2. **認知行為治療**

（1）認知重建：現在社會對人際關係的要求很高，所以社會畏懼症這個議題愈來愈受到重視。患者透過種種扭曲的認知和價值判斷，將社交情境想像成別人不斷用放大鏡檢視自己的缺陷，形成恐怖經驗。因此，重建客觀和正向的認知能有效降低焦慮。

（2）暴露法：勇敢面對社交情境，不再逃避。

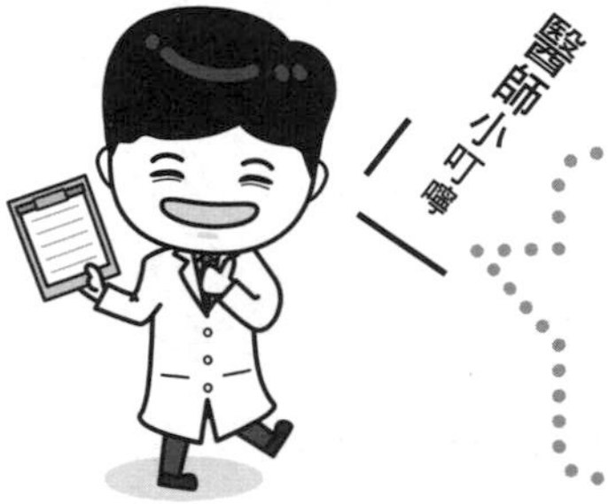

依照不同的狀況來使用不同的藥物，可以很有效地治療社會畏懼症。

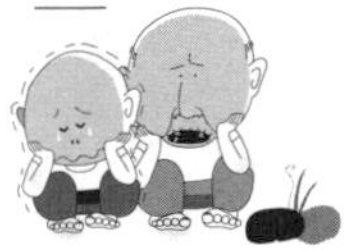

強迫症

病友心聲：「別看我常常洗手，其實我不是那麼愛乾淨的人；我的房間算不上整潔，包包也常塞滿雜物，但我就是無法不去注意手上的髒污。我覺得很困擾，理智上我知道手並沒有髒，但不洗一洗就是難受。」

【案例】

強迫「預防愛滋病的傳染」

蔡先生剛從部隊退伍。因為擔心自己會得到愛滋病，最近天天都到醫院抽血檢查；只有拿到「正常」的檢查報告時，他才能感到片刻的安心。

蔡先生知道愛滋病毒會透過血液和體液傳染，所以盡可能避開所有傳染的機會。搭乘捷運時，他會先看看椅子上有沒有任何紅色斑點，還要確認剛離開這張椅子的人看起來不是個「私生活混亂」的傢伙。他隨身攜帶濕紙巾，在轉門把前，總是要小心地擦拭三次。最近他發現手背有一個小小傷痕，而昨天他剛好碰到一位親戚，雖然很無禮，他還是請問該位親戚是否有愛滋病，儘管得到的是否定答案，他還是忍不住要求那位親戚去抽血檢查是否為愛滋病帶原者。

蔡先生一直想辦法預防愛滋病的傳染，雖然他知道不合理，但這個擔心讓他緊張到什麼事情都不能做，除非有一些「措施」可以確保傳染的風險為零。他發現自己必須提防、注意的細節愈來愈多，逐漸地他成為了別人眼中的怪咖，沒有人願意與他來往。蔡先生很無奈也很沮喪，只好把自己關在家裡，不知道未來在哪裡。

解析

強迫症的症狀特色包括「強迫意念」（obsessions）與「強迫行為」（compulsions）。

1. **強迫意念：**

反覆而持續的思想、衝動或影像。某些時候，這些想法會突兀地出現在病患的腦海中，無法忽略，造成明顯的焦慮與痛苦。譬如擔心開車會撞到人，這個影像太困擾了，就決定不開車。患者也會

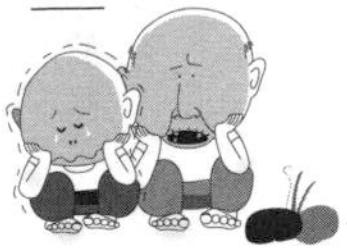

企圖忽視或壓抑這些思想、衝動或影像，或者試圖以其他的思想、行為來抵消它。

這些強迫性思想、衝動或影像雖然突兀，但是自己心中所產生的，而不是從外面強行插入的想法，這點不同於精神分裂症患者的「意念插入妄想」。

2. **強迫行為：**

透過儀式性的行為，改變強迫意念帶來的焦慮。最常見的症狀是一直洗手。

患者會有重複的行為或心智活動（如計數、重複默念字句），這是來自於強迫意念的反應，或是依據某些必須嚴格遵守的規則，務必要執行，不做就會很痛苦、很焦慮。這些行為或心智活動是為了避免或減少痛苦，然而行為和所想抵消、避免的事物之間，未必有現實的關聯性，或者在程度上明顯的太超過，而呈現病態反應。

強迫症是近代突然增多的一種病症，在1980年之前，強迫症非常罕見，它的終生盛行率在1.9%～2.5%之間，女性稍微多一點點；平均發病年齡為二十歲，男性提早一些。強迫症屬於慢性疾病，症狀內容可能隨時間改變，有段時期可能怕髒，下一段時期可能變成擔心門窗沒鎖。僅有二至三成的患者能完全緩解，二至四成的患者幾乎沒有改善，少數患者為陣發性。這是個很辛苦、對生活品質影響巨大的疾病。

強迫症可能會合併發生妥瑞氏症、抽動症等疾病，並有三分之一患者會合併憂鬱症。

常見的症狀

症　狀	表　現	對應的強迫行為
怕受到汙染	怕髒、怕細菌、怕毒素、怕傳染病	清潔→洗手
病態懷疑	擔心因自己的疏忽而發生不好的後果：瓦斯沒關、門窗未鎖	反覆檢查
關於性及攻擊的強迫意念	害怕自己會攻擊別人或性騷擾別人	檢查、尋求再保證、告解、自首。雖然根本不可能真的攻擊或傷害別人，可是不完成這些強迫行為會讓患者很難受、很焦慮

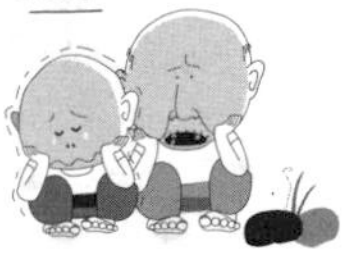

強迫性的心智活動	心中默數、禱告	透過某種強迫行為，來降低強迫意念的焦慮
其他	收集行為，要求對稱、精確等	

診斷準則

強迫症的核心症狀為強迫性意念或強迫性行為，不必要兩者同時發生。在某些情況下，個案可以了解自己的強迫性意念是不合理的（有病識感），但沒有辦法不去這麼做。這些症狀帶來明顯的痛苦，個案需要花費大量的時間（每天超過一小時）完成強迫行為，所以生活和功能嚴重受影響。

治療

1. 藥物治療

愈來愈多的證據顯示，患者的生理因素的確有問題，並在強迫症扮演重要角色。所以這不是單純的焦慮症，而是腦部的確發生一些變化。這也是強迫症從焦慮症中移除，變成獨立診斷的原因。

（1）首選：高劑量選擇性血清素再回收抑制劑。

（2）三環抗憂鬱劑（clomipramine）、血清素—正腎上腺素再回收抑制劑。

（3）合併治療：選擇性血清素再回收抑制劑加上其他治療方式（行為治療、抗精神病藥、情緒穩定劑等）。

2. 行為治療

行為治療對強迫症很重要。因為患者為了抵抗焦慮，會不斷地進行強迫性與儀式化的行為，這是一種逃避焦慮反應的方式，反而使人更無法對抗強迫意念。因此，行為治療上也是要用「暴露」的方式，勇敢面對焦慮，也就是禁止儀式性的行為（強迫行為），而要直接暴露在強迫性意念的焦慮裡。

進行時，要先了解並列出自己所有的強迫性症狀；找出誘發因子，依焦慮程度將這些強迫症狀分級排列，然後由易入難，逐步進行。若只有強迫意念（心中的想法），那就一直大聲地唸出來，直到焦慮降低為止。

常常練習是很有效的。雖然隨著治療的進行，強迫性意念仍然還在，但焦慮程度會逐漸好轉。

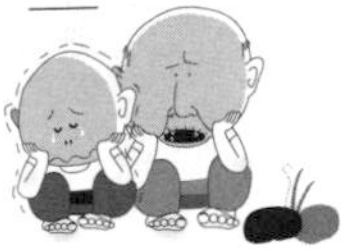

創傷後壓力症候群

病友心聲：「我永遠活在這件事情的陰影之下。可以說，我一直在重複經歷這件事情。」

【案例】

家暴的創傷後壓力

四十多歲的吳太太，二十歲出頭就結婚了，沒想先生竟然常酗酒，還動手修理她。有一次他下手完全沒節制，她怎麼求都沒用，以為自己會被打死，後來傷勢嚴重，送到急診室治療。

經歷這麼恐懼的經驗後，她變得非常敏感，只要看到先生手舉起來就莫名害怕，聽到喝酒或跟酒精相關的字眼，也會不自覺地恐懼，做夢夢到先生毆打，走在路上偶爾浮現慘遭毆打時的害怕感覺。那段時間她睡得非常不好，情緒很不穩定，沒有辦法工作，必須請假在家休養。隨著時間過去，十幾年來，先生對她的態度慢慢變好，這問題也隨之消失了。

但是一個月前，先生又喝醉酒打她，她回想起當年的經驗，非常恐懼，無法再忍受下去，就衝出家門去報警，這次警察來家裡了解狀況。因為家暴問題，她接受安置在其他地方，沒想到回家時，竟然看到先生在房間上吊自殺！這個非常可怕的經驗，矛盾伴隨著非常強烈的內疚感，在接下來的日子裡，她除了夢到被先生毆打之外，也常夢見先生吊死在房間的情景。她完全沒有辦法集中注意力，莫名的緊張失眠，坐立不安，生活中大小事情都沒有辦法處理。

後來她開始覺得自己好像跟世界脫節了，譬如在教小孩功課、打掃房子時，常覺得整個人空掉了，她明明在家，但是家卻非常陌生，世界跟以前不一樣了，但又說不出來到底是哪裡不一樣，別人看她覺得她常常恍神，過著像行屍走肉般的生活，後來朋友建議她才來精神科就診。

解析

創傷後壓力症候群，是指在經歷重大的創傷事件後，出現重複經驗創傷事件的感受、逃避行為、情感麻木、過

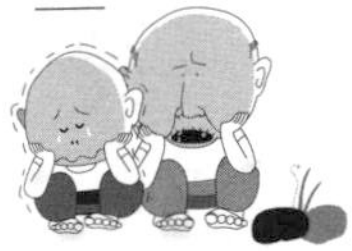

度警覺等一系列症狀，因此造成人際與社會功能的障礙。

創傷的經歷，是指曾目擊、經驗，或被迫面對創傷性的事件，從而威脅到自己、他人的生命或身體的完整性，甚至直接造成他人的死亡或嚴重的身體傷害。最常見的是戰場上的士兵，目睹同袍遭到射殺受傷，或自己曾瀕臨死亡。當下的情緒反應包括強烈的害怕、無助感或恐怖感。

經歷過像九二一大地震的重大事件，
有些人會出現創傷後壓力症候群。

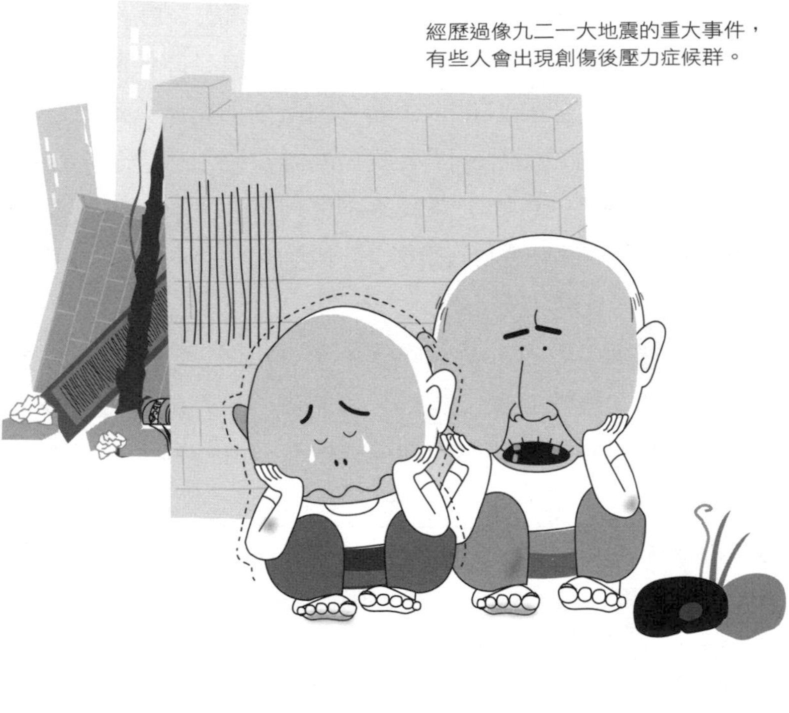

創傷是人類生命常見的現象，衝擊了對於安全、控制和免於痛苦的理想。創傷主要分為外在經驗與內在經驗，外在經驗包括虐待、性侵、打仗（如波斯灣戰爭）、自然災害（如九二一大地震、海燕風災）、意外事故、恐怖攻擊（如九一一事件）等；內在經驗包括恐懼、失去控制、無能為力、信任感的摧毀等，而內在經驗往往又是最難修復的創痛。

近二、三十年來，創傷後壓力症候群成為臨床重要的議題，一般人終生盛行率為1%～8%。但是同樣的創傷事件，對每個人卻有不同的意義，因此創傷對個人的意義決定了創傷反應的程度。而某些人的體質因子也容易形成創傷後壓力疾患，包括小時候的創傷經驗、人格違常、女性、支持系統薄弱、對於創傷事件感到無法控制（操之不在己）的人，比較容易發生。

在症狀上，患者常帶有內疚、受辱和絕望的感受，會焦慮、憂鬱、假性幻覺、解離、可能變得衝動或暴力、較易使用酒精和物質來麻痺情緒。人體有自癒的能力，五成患者一年內會復原，老人與小孩的復原狀況較不理想。患者在創傷後，有顯著的生理變化，特別是下視丘—腦下垂體—腎上腺的內分泌系統異常，因此「創傷後症候群」也

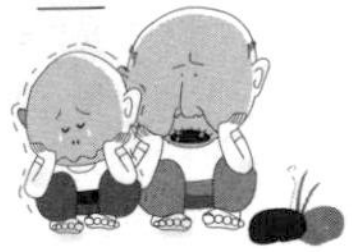

從焦慮症中獨立出來，變成新的診斷分類。

診斷準則

創傷後壓力症候群是指在經歷過重大的創傷事件後，所出現嚴重且持續的焦慮症狀；這些症狀有時會在創傷事件後又經過了好一段時間才發生。

創傷後壓力症候群有三大類核心症狀：闖入式再度體驗創傷事件、持續逃避與創傷有關的刺激或情感麻木，以及警醒度增加。其診斷準則為：

1. 與創傷事件相關的想法、知覺或記憶可能會突然湧現心頭，或是闖入夢境，讓患者再次經歷事件當時的痛苦感受；
2. 當環境出現與創傷事件有關的訊息時，會感受到強烈的心理或生理反應。
3. 行為上，會嘗試逃避與創傷有關聯的情境、談話和感受，甚至情感上會變得疏離和麻木，對於活動和社交的興趣減低。
4. 情緒上的警醒度增加，變得容易緊張和易怒，睡眠與注意力也受影響。

以上症狀往往持續相當長的時間，甚至讓人一輩子都無法擺脫創傷後的心理障礙。

治療

前面提到的個案吳太太，治療上相對而言比較容易，因為她可以很清楚回想起創傷事件的情節，不像一般患者可能沒辦法回想起來。

治療策略第一步是降低個案的焦慮度，所以先用藥物治療；第二步是重建新生活，與個案討論，從生活中的細節去整合，拾回對生活的控制感。吳太太獨立照顧女兒，因此先了解女兒狀況如何，協助她照顧女兒。此外，她必須賺錢養家，於是跟她討論就業問題，幫助她回到職場。在治療過程中，雖然她還是會為了先生的死感到內疚，但是擔心害怕與失眠的狀況已慢慢改善。

儘管創傷的經驗會隨著時間而平息，但是未來如果有什麼萬一，也可能重新勾起某些創傷感覺。

關於創傷後壓力疾患的治療，僅靠藥物是不夠的，心理治療非常重要，它能幫助患者建立創傷事件所帶來的個人意義及價值觀，找回內在控制的感受。

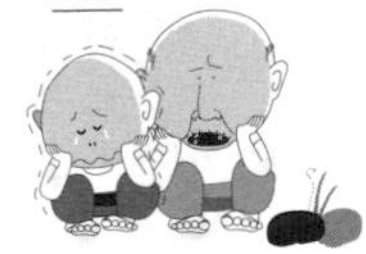

1. **藥物治療**

（1）對於焦慮、憂鬱和自律神經症狀較有效，對於麻木、迴避行為比較沒有效果。

（2）血清素再回收抑制劑是很有效的治療。

（3）其他抗憂鬱劑也有治療效果。

（4）其他：情緒穩定劑（carbamazepine, valproate）、乙型交感神經拮抗劑（propranolol）、clonidine等。

2. **心理治療：**

根據不同的創傷階段而有不同的策略：

（1）急性處理：譬如地震結束後，給予立即的情緒支持，整合創傷經驗，重要的是避免壓抑與否認，因為這不利於預後。

（2）中期：重拾安全感、重建支持系統、情緒調適技巧。

（3）戰勝恐懼：要戰勝恐懼就得面對它，所以要施行暴露療法。但是不適合在急性期進行，因為只會導致更嚴重的創傷經驗，讓患者受到二次傷害。

一般醫學狀況與物質引起的焦慮症

當我們出現焦慮症狀，有時候並不是心情有問題或壓力太大，而是由於內科疾病造成的。以下疾病很容易引起焦慮症：

1. 內分泌疾病：腎上腺功能低下、甲狀腺機能異常、停經等。
2. 代謝性疾病：低血鉀、低血鈣、維它命B12缺乏等。
3. 心臟血管疾病：心律不整、充血性心衰竭、二尖瓣脫垂等。
4. 呼吸道疾病：氣喘、慢性阻塞性肺病、低血氧、過度換氣、肺栓塞等。
5. 神經科疾病：巴金森氏症、腦血管疾病、多發性硬化等。
6. 自體免疫疾病。
7. 物質與藥物作用：咖啡因、茶、安非它命、迷幻藥等。
8. 物質與藥物戒斷：尼古丁、酒精、鎮定安眠藥、抗鬱劑等。

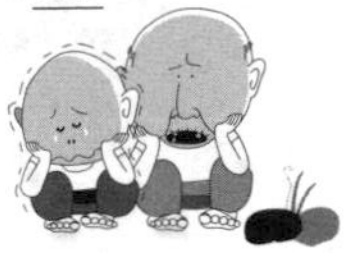

追本溯源，上述這些由生理疾病引發的焦慮症，只要改善身體狀況，焦慮症狀也會消失。

【第四章】

自律神經的失調和保健

失調不是病，是身心失衡的警報。
許多焦慮症病友常因交感神經「備戰」過久，
引起自律系統的調節失常。
保健之道在於休養生息、放鬆。

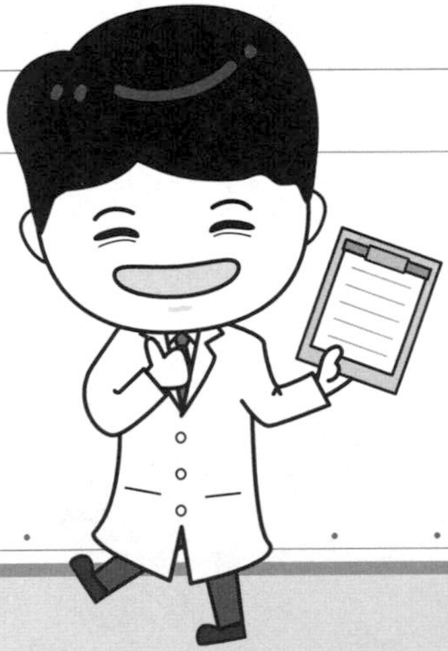

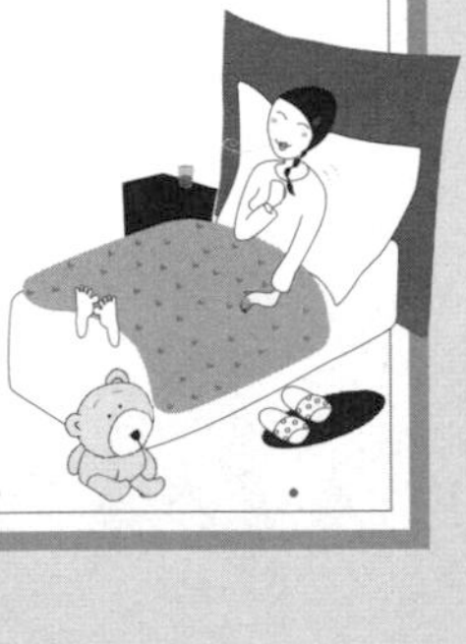

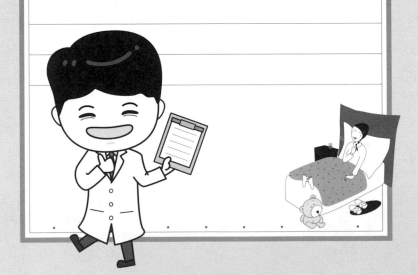

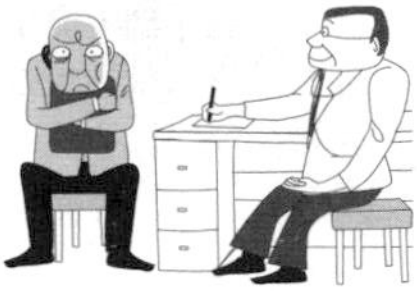

病友心聲：「我躺在床上，身體好累，腦袋卻一點也不累，閃閃跳跳想好多事，無法放鬆，我愈努力想睡就愈緊繃……。」

【案例】

二十二歲的李小姐剛剛自大學畢業進入職場。她個性內向，不敢主動和人打招呼，有問題也盡量靠自己解決。同事覺得她有點孤僻，不好相處，能力不夠，常常出錯。李小姐壓力愈來愈大，但不知該如何求助。

慢慢地，她開始感到心悸和胸悶，不舒服時完全無法做事。她相信心臟有問題，但看了許多醫師、做了許多檢查，都顯示心臟很健康。某次問診，醫師發現李小姐除了心悸、胸悶外，還有腹瀉、手抖、冒汗及頭痛，睡眠和食慾也都不好，明顯是一整套的自律神經失調症狀。

現代人生活緊張壓力大，自律神經失調是愈來愈常見的問題。其實，古人也一樣，從一則古典小故事，可以看出壓力、緊張和自律神經亢奮有很大的關係。

遠在魏晉南北朝，《世說新語》一書中就有一段很生動的紀事：

鍾毓、鍾會少有令譽。年十三，魏文帝聞之，語其父鍾繇曰：「可令二子來。」於是敕見。毓面有汗，帝曰：「卿面何以汗？」毓對曰：「戰戰惶惶，汗出如漿。」復問會：「卿何以不汗？」對曰：「戰戰栗栗，汗不敢出。」

鍾毓、鍾會兩兄弟年紀小小，聲譽卻不小。十三歲時，魏文帝要求其父鍾繇帶兩兄弟入殿召見。見面時，鍾毓汗流浹背，魏文帝問他為何流了這麼多汗，鍾毓說：「因為很緊張，戰戰兢兢，所以流了很多汗。」魏文帝又問弟弟鍾會怎麼沒有流汗，鍾會回答：「太過緊張，戰戰栗栗，連汗都流不出來。」

緊張的時候會流汗，或者手腳發抖、心跳加速，這些都是自律神經的反應。當緊張程度太強烈，自律神經過度興奮，帶來令人困擾的症狀，就容易形成自律神經失調。

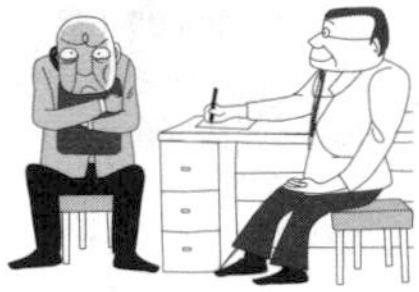

「情緒」問題的警訊

自律神經失調肇因於哪裡？要從身心關係說起。

從前的醫學觀，看待疾病多半採用「機械論」，認為是病菌感染，導致細胞、器官出問題而生病；而另一個論調「唯心論」，則認為身體是由意志或靈魂來主宰的。現在則是「心身二元論」，認為心境會影響生理狀態，同樣地，生理狀態也會影響心情，就像罹患癌症時壓力自然比較大，心情比較沮喪低落，身跟心是時時互相影響的。

當人感覺「身體不適」，往往是「情緒問題」的警訊。自律神經失調、腦神經衰弱、焦慮症都是心情狀態影響生理狀態所形成「心身症（psychosomatic disorder）」，而這些病症都與壓力有關。譬如腸躁症，壓力容易導致時而拉肚子忽而又便秘；或者異位性皮膚炎，在壓力大時就變得比較嚴重。

醫｜學｜小｜常｜識

常見的心身症

心身症是心理和生理因素交互作用的結果。

心身症所引起的症狀，常固定出現在某些器官上，容易讓該器官發生功能障礙。如果一直沒有改善，也會促成器質性病變。常見的有：腸躁症、脹氣、反胃、腹痛、胃潰瘍、潰瘍性大腸炎、克隆氏病、心律不整、高血壓、心絞痛、氣喘、過度換氣症候群、慢性阻塞性肺病、甲狀腺機能亢進或低下、糖尿病、異位性皮膚炎、牛皮癬、多汗症、蕁麻疹、類風濕性關節炎、下背痛、偏頭痛、張力性頭痛等。

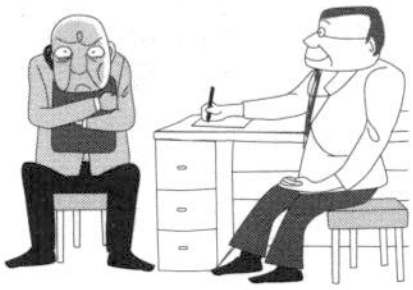

失調不是病，而是一種狀態

自律神經失調時，會經歷一連串不舒服的感覺，它不算一種疾病，而是一種身心不平衡所造成的狀態。

造成自律神經失調的原因，主要跟情緒、壓力有關。另外，很多疾病也會影響到自律神經的功能，譬如糖尿病很容易引起神經病變。雖然自律神經本身也會產生病變，不過本書主要的重點，還是放在情緒壓力對自律神經造成的影響。

自律神經失調的一系列症狀，常常會有某個症狀特別嚴重，尤其是患者比較在乎的地方，例如心跳不規則，讓患者誤以為是身體某個器官出問題，例如患者的父親是心肌梗塞過世，那麼他就會特別關切心臟的問題，擔心得到遺傳。

自律神經失調的人，通常會先把注意力放在身體的不適，而不是情緒的困擾上，於是演變成找錯醫生看錯病。雖然身體檢查沒問題，但不舒服仍然存在，只好不斷求醫，長時間的挫敗，造成長時間的焦慮，又讓身體症狀更加惡化。

即使來到精神科，病人因為胸悶就診，醫師卻說是心情不好，患者起初總是很難接受，大都要一段時間之後，才會接受醫師的說法，開始正視自己的情緒問題。

當然，身體不舒服是很真實感受，所以也不能鐵齒，還是要先好好檢查身體，若結果是正常，就不需要再四處求醫，而是要下決心改變生活形態，降低壓力和調整情緒，這才是根本的解決之道。

醫師小叮嚀

自律神經失調時，最好改變生活形態，學習減壓，才是最好的治療之道！

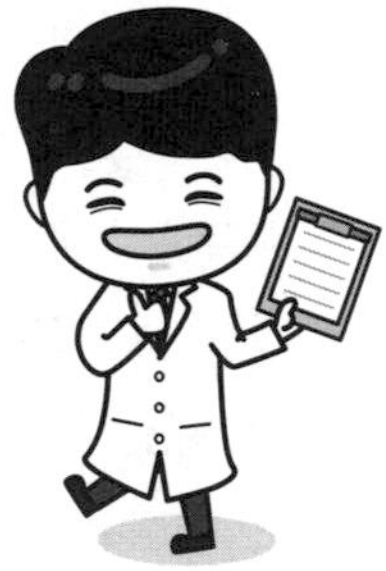

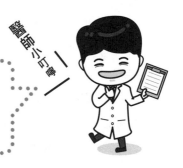

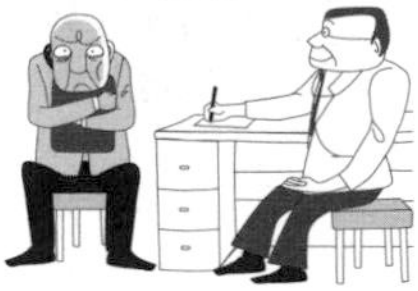

自律神經的運作

自律神經是健康管理的哨兵，提醒我們注意自己的身體情況。它包含了兩個系統：交感神經系統和副交感神經系統。面臨緊張狀況時，交感神經系統分泌旺盛，刺激身體的警醒，幫助我們應變；閒暇無事時，則是副交感神經系統發揮作用，幫助我們放鬆休息，保持體力。正常情況下，這兩個系統會自動運作，白天工作時精神抖擻，夜晚入睡時一夜好眠，讓身心維持健康的平衡。

自律神經系統在人體的運作

器官	交感神經系統	副交感神經系統
瞳孔	放大	縮小
唾液腺	分泌減少	分泌增加
汗腺	流汗	
支氣管	舒張	收縮
心臟	心搏加速、輸出增加	心搏減速、輸出降低
血管	阻力增加、 血壓上升血管	阻力降低、血壓下降
胃腸道	蠕動減少	蠕動增加
泌尿道	膀胱舒張、括約肌收縮	膀胱收縮、括約肌放鬆
生殖系統	射精	勃起

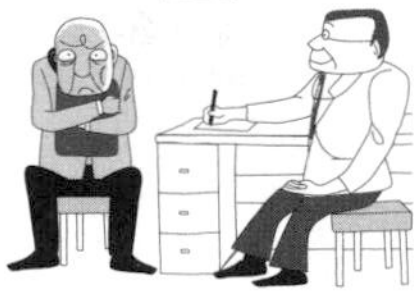

自律神經失調的症狀

當我們過度焦慮、壓力太大，超乎個人所能負荷，或者長期作息不正常、有疾病導致神經損傷，交感神經和副交感神經的系統就會失去平衡，例如白天該醒覺做事時，卻一直疲憊昏沉，提不起勁；夜晚該入睡了，卻肌肉緊繃，腦子轉個不停，無法放鬆，久而久之就形成自律神經功能失調，人體各系統也開始出現異常症狀，以器官系統歸類如下：

器官	症　狀	就診科別
心臟	心悸、胸悶、心臟無力	心臟科
肺臟	吸不到氣、會喘	胸腔科
腸胃	口乾舌燥、消化不良、腹脹、腹瀉、便祕	腸胃科
生殖泌尿道	頻尿、性功能減退	泌尿科
頭／腦	頭痛、頭暈	神經科
四肢	無力、手腳麻、顫抖	神經科
皮膚	過度流汗、畏寒、潮紅、起雞皮疙瘩	皮膚科
骨骼肌肉	腰痠背痛、肩頸痠痛、顳顎關節痛	骨科

前面說過，「自律神經失調」不是病，而是一種身心不舒服的狀態。雖然不算是病，但是為這種身心狀態「命名」很重要，可以讓病友有所依循，為身體的種種不適找到正確解釋，才知道該如何改善。

譬如醫師對心臟不舒服的患者說：「你心臟沒問題。」患者會立刻質疑：「沒問題怎麼會不舒服呢？」當醫師說明這叫做「自律神經失調」，患者聽到一個診斷名稱，也就放心了。

當醫師進一步解釋：「自律神經失調，常常是壓力太大，情緒焦慮的關係。」很多患者會難以理解，因為「焦慮」是一種很模糊的感覺，除非最近生活上發生了具體的壓力事件，患者才比較容易接受這樣的說法。

醫師除了讓患者了解壓力事件、人格特質、思考和行為模式等因素會引起自律神經失調之外，也要讓患者知道：「在治療焦慮情緒的過程中，身體症狀不會馬上消失，所以心臟、腸胃有時候仍會覺得難受，這時候更要學會放鬆，身心問題才可以改善。」簡單而言，就是患者必須要放下身體不適的不安感，才會有更好的治療效果。

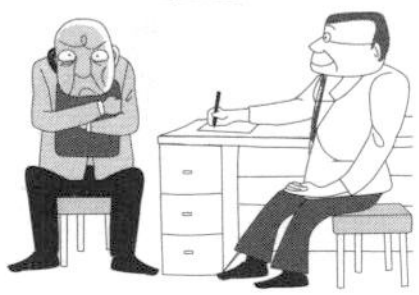

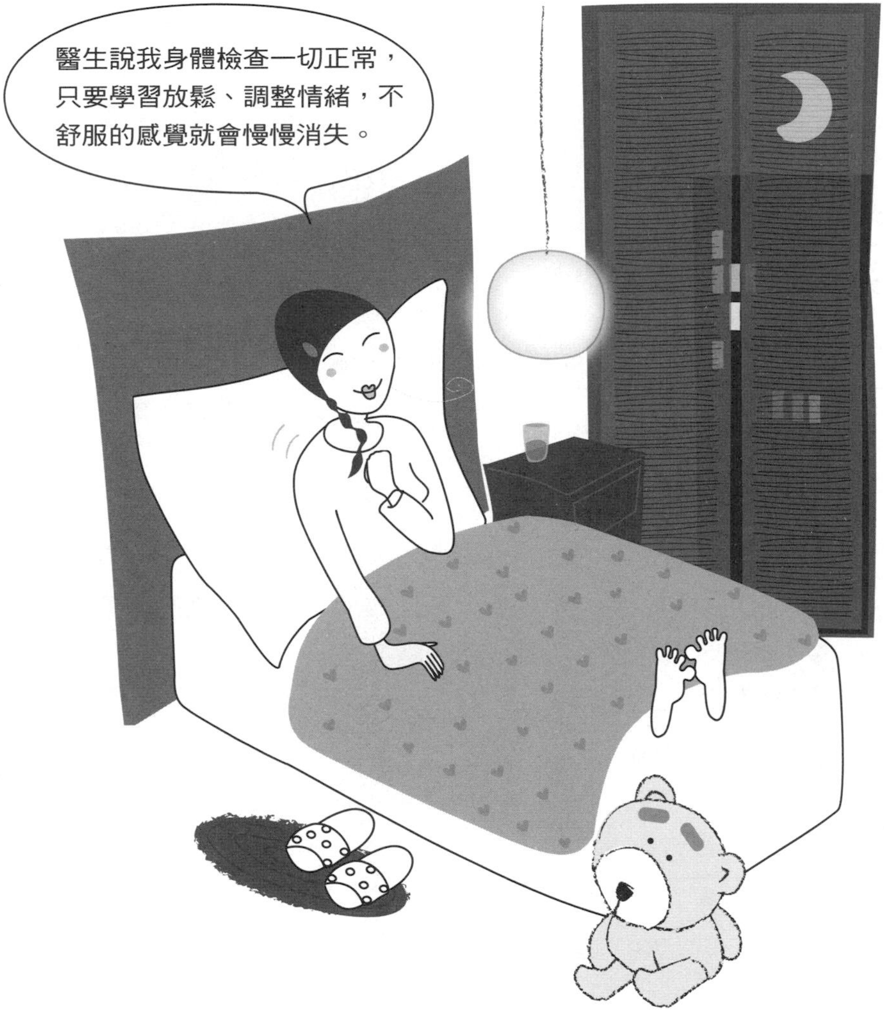
醫生說我身體檢查一切正常，只要學習放鬆、調整情緒，不舒服的感覺就會慢慢消失。

治療和保健

自律神經失調的治療原則，一是治療症狀，二是治療情緒問題。雖然治療情緒是根本的方法，但如果狀況不是很嚴重，也可考慮只治療症狀。

治療症狀

緩解症狀是建立患者信心的第一步，因為治療情緒的問題需要一段時間，可能幾個禮拜或幾個月，身體的難受沒辦法拖這麼久，所以要先解決不舒服的感覺。

譬如心悸胸悶，可服用乙型交感神經阻斷劑，但心律不整與氣喘的患者就不宜使用；若有肩膀痠痛或下背痛症狀，可以開立肌肉鬆弛劑，幫助緩解；拉肚子就吃止瀉藥；便祕就服用促進腸胃蠕動的藥物等。

治療情緒問題

治療情緒問題要先清楚情緒的根源在哪，才能對症下藥。治療方式可以使用藥物，例如抗憂鬱劑；也可運用其他的放鬆方式來協助調適情緒。抗焦慮劑主要是用來放鬆，一吃就有效，但會有依賴的問題，不建議長期使用。

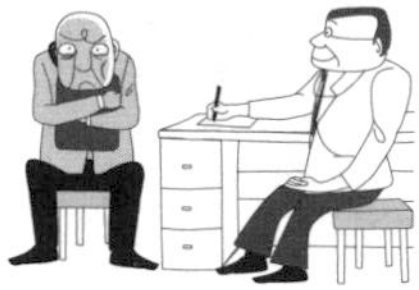

在情緒張力很強烈的時候，藥物可以很有效地降低焦慮度，但接著我們要學習其他調適情緒的方法，練習紓壓技巧，並且改變面對壓力的態度，長期下來才是對自己最有效的幫助。

解除病態焦慮對於自律神經的壓迫——學習平和放鬆，使交感神經、副交感神經的「自律」功能調節自如，保有活性——才是正確的自律神經保健方法。如果交感神經長期處於亢奮，人很容易緊繃、感覺焦慮；副交感神經反應過度，人容易疲憊憂鬱。所以「平衡」之道，一方面讓自己不要過於鬆弛無力，要積極面對生活；另一方面，有「戰鬥」習慣的焦慮症病友，則要試著找出生活中的壓力源，改變環境、調整想法、修正行為慣性、轉換身心，學習放鬆。

醫師小叮嚀

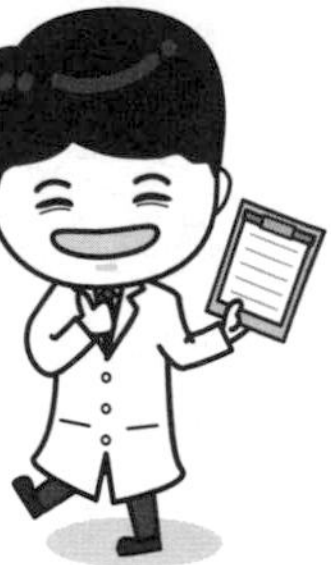

一方面積極面對生活，一方面學習放鬆心情，在鬆緊之間找到彈性平衡，才是身心健康之道！

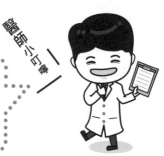

【附篇】

腦神經衰弱

由心理到生理，從長期壓力到無法復原的疲憊感，
腦神經衰弱是累積的惡性循環。
改變生活吧，讓我們一起清掃壓力，放輕鬆一下！

「腦神經衰弱」是臺灣社會慣用的俗稱，在醫學文獻裡一般稱為「神經衰弱」，特質是：承受長期壓力，以致產生無法復原的疲倦感。以下是一個很典型的例子。

四十五歲的李先生迄今未婚，個性求完美。他在金控公司工作，表現一直很好，一年前升職，負責一個部門的營運。不服輸的他，花更多時間在工作上，但他總覺得業績無法達到第一、營運狀況不理想，因此感到自責、生氣與無力。

最近半年來，他發現自己常常感到疲倦，很想好好睡覺，可是整夜翻來覆去地一直在做夢；肩膀脖子變得很緊很痛，胸口常覺得有重石壓著，脾氣更暴躁了，老是對

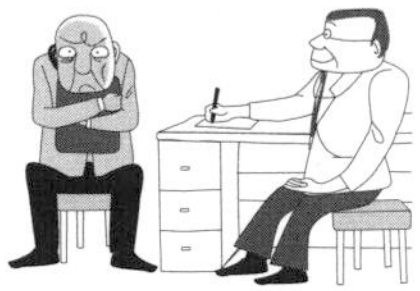

部屬發飆。他試著改變，休假一個星期，體力仍然無法復原，工作效率愈來愈不好，惡性循環下，他相信自己一定是生病了。

於是他做了全套健康檢查，接受中醫調養，也開始補充各種營養品，改變體質。可是疲倦依舊，他知道沒辦法繼續工作了，在家人的勸說下，他決定請長假休養。

長期而無法改變的壓力會影響身體，累積成極度的疲倦感，這種狀況又稱為「神經耗竭」，這是喬治．米勒．畢爾德（George Miller Beard）於1869年提出的概念，指述一種「慢性疲倦和失能」的情況，譬如喪失工作能力。常見於慢性壓力之後發作，又以高社經階層、男性、青少年或中年人為多。

症狀

常見的臨床表現是：慢性虛弱和疲倦、疼痛症狀、焦慮和神經緊張（nervousness），這是慢性壓力造成自律神經功能改變、荷爾蒙系統改變，還有各方面生理的改變。患者會覺得非常不舒服與疲倦，身體檢查後往往沒有什麼異常，但對患者來說這些症狀都是真的。

常見的症狀有疲倦、心力交瘁、焦慮、身體病痛、關節痛、背痛、對於聲音或光線敏感、頭暈、頭痛、心悸、胸悶、口乾、消化不良、腹脹、腹瀉或便祕、皮膚感覺異常、流汗、不耐熱、皮膚癢等身體不適，也常見心情症狀伴隨出現，譬如擔心、恐懼、悲觀、絕望感、記性不好、失眠等。

診斷準則

自從「神經衰弱」這概念出現以來，它成為很流行的診斷。很多查不出病因的病人，似乎「就是神經衰弱」。不過隨著診斷定義不斷變化，美國的疾病分類中已經取消「神經衰弱」，而歸為心理作用或潛意識衝突的產物。

即使如此，歐洲國家常用的《國際疾病分類》第十版，仍保留「神經衰弱」這個診斷。華人世界也很習慣這用法，所以案例中的李先生，因為神經衰弱的疾病而無法工作，在華人社會是一個很合理的解釋。若場景換到美國，反而會認為他是工作壓力大，沒法調適處理，才沒法工作。

根據《國際疾病分類》第十版，「神經衰弱」的核心症狀為：在輕微的心智活動或身體活動之後，卻感受到持

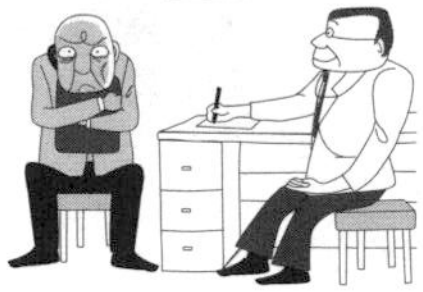

續且讓人不舒服的耗竭或疲倦。例如打個電話給媽媽報平安是一件很簡單的心智活動，可是講完電話後卻覺得很累很疲倦，需要休息；又或是吃完飯、洗個碗，就覺得全身的精力被榨乾，沒辦法再做任何事情。

除了耗竭感與疲倦外，常常會有肌肉疼痛、頭暈、張力性頭痛、睡眠障礙、無法放鬆、易怒等焦慮症狀。這些症狀即使透過休息、放鬆或娛樂，都無法恢復。

治療

正視壓力問題

治療的重點是讓患者了解，神經衰弱是因為壓力影響到身體，是由心理到生理的傷害作用，通常是長期的（工作）壓力所造成。所以治療之道一定要先處理壓力，如果沒有正視這個根本問題，就會變成惡性循環。

若不了解壓力對身心的影響，患者往往會認為長期工作讓自己神經衰弱，是身體生病了，而不是因為壓力大。若歸因於壓力太大，往往會被貼上「抗壓性差」的標籤，但是，如果是身體生病了，有了這個「生病角色」，患者反而會獲得他人的關心與照顧。

所以，身體的疾病往往比心理和情緒的問題，更容易為一般人接受。

然而，不願意正視壓力問題，困倦和疲勞的症狀就會一直持續下去，久而久之，容易讓人喪失鬥志，無法面對生活和工作的挑戰，失去自信與活力，衍生出更多問題。

所以很重要的觀念是，當醫師診斷為「腦神經衰弱」，一定要再追問：「為什麼我會神經衰弱？」跟醫師合作，試著找出壓力源，積極尋求改變，才能獲得最佳的治療。

調適壓力與藥物治療

既然是跟壓力有關係，就要學會調適壓力的方法。除了均衡飲食、規律作息、適當運動、放鬆心情等方式，當然也可以用藥物治療。但是吃藥無法改變患者的環境與生活，不可能吃了藥之後，夫妻關係就變好、長官就比較賞識你、業績壓力就消失。所以除了藥物治療之外，生活模式一定要改變，學習讓壓力成為助力，而非阻力。

不過，如果症狀嚴重，藥物還是很重要，因為

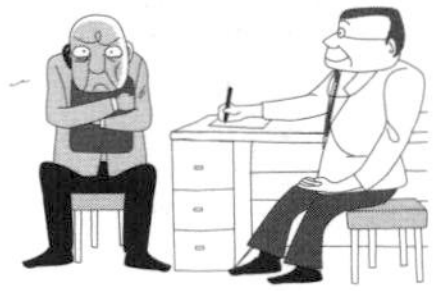

多身體的不適可先透過藥物來紓解症狀。第一線治療藥物是有增強腦部血清素作用的抗憂鬱劑（包括血清素再回收抑制劑與血清素—正腎上腺素再回收抑制劑），或使用「鎮定劑」來解除焦慮。其他類似安非它命這類「興奮劑」的藥物，則可以改善長期疲倦、沒有精神的症狀，但這類藥物有依賴性的疑慮，必須小心使用。近年來另一類抗憂鬱劑正腎上腺素—多巴胺再回收抑制劑（buproprion），特別對憂鬱症和與情緒相關的疲倦、提不起勁有效果，也可應用於治療伴隨憂鬱症狀的神經衰弱患者。

醫師小叮嚀

請正視心理與情緒的壓力問題，不要讓身體不適成為「代罪羔羊」。找出壓力源、改變生活方式，才能真正擺脫身心受壓之苦。

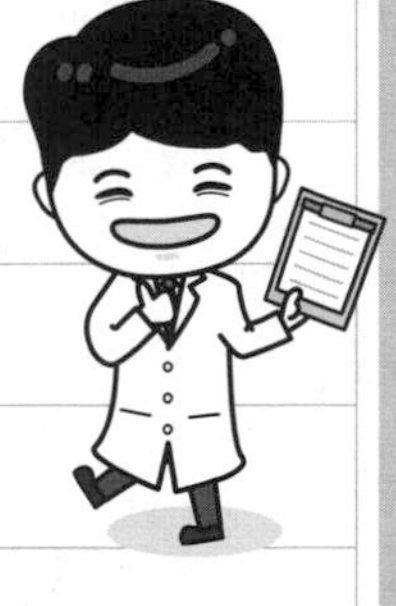

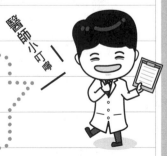

【第五章】

超越焦慮三法門

對抗焦慮，人體有奧祕的調適過程，
加上各種實用技巧，以遊戲心情多管齊下，
思考會變得友善，心會寧靜，
情緒會天天天晴。

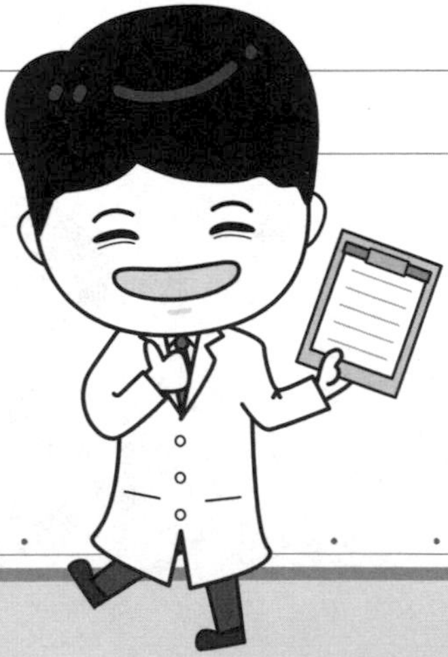

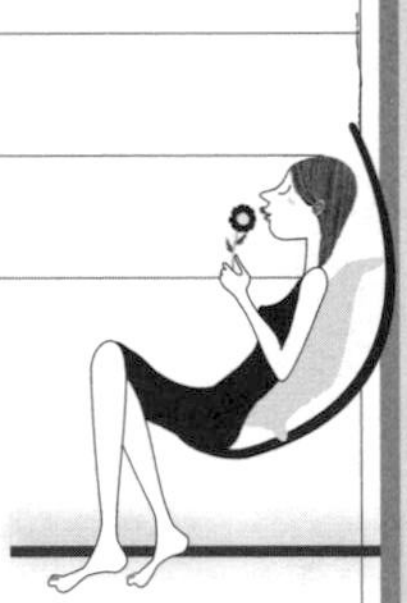

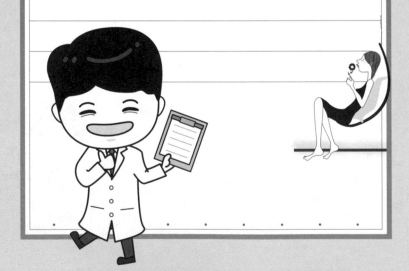

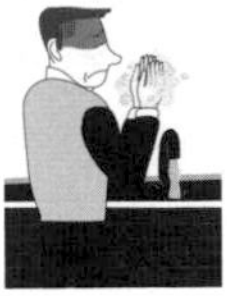

有一天，我去演講時，剛好領帶打得比較緊，有種吸不到氣的感覺。演講本身就讓我感到緊張，吸不到氣則讓我相信自己的確「很緊張」，當我發現自己那麼焦慮的時候，就開始胡思亂想：「我這麼緊張，演講一定講不好！」於是其他的焦慮反應訊號就自動產生了，讓我愈來愈不舒服。

其實，這只是生理上的變化讓焦慮反應增強而已，那時我只要把領子鬆一鬆，透口氣就會好很多，也不會有接下來一連串的焦慮反應。

很多人和我一樣，焦慮的時候會感覺吸不到氣，因為吸不到氣，就變得更焦慮。這時，只要改變一個小小的環節就能影響整體，任何一種改變都會很有幫助，可帶來放鬆的正向效果。

調適，一條循環的路徑

我們前面談過「焦慮調適」的過程：當壓力事件出現，會透過「個人因素」，決定我們的焦慮反應；反應過後，會發展出「適應的過程」；這過程又會回饋到個人因素，再決定下次面對壓力事件時的焦慮反應模式。

在焦慮反應上，身心是交互影響的，「身」是指生理反應，「心」是指情緒和思考，只要改變其中一個部分，就能影響整體經驗。

因此，學習調適焦慮的方法，就在於改變「適應的過程」、改變「個人因素」，就可以改善焦慮反應。「焦慮調適的循環路徑」請見〔圖三〕。

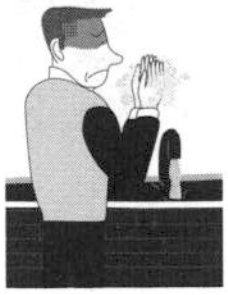

〔圖三〕焦慮調適的循環路徑

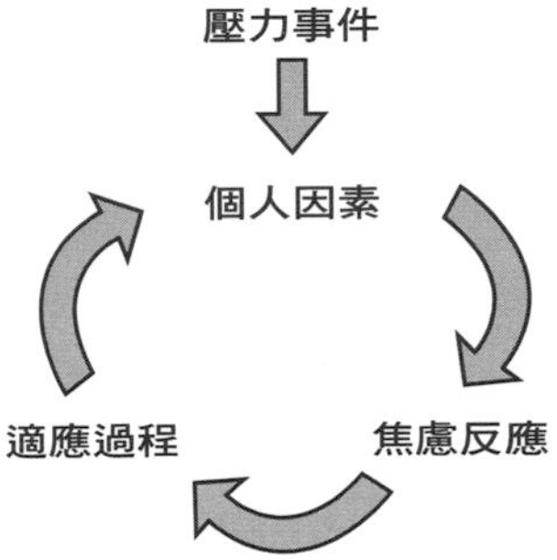

個人因素：體質因素、人格特質、生理結構、學習經驗、認知模式。

焦慮反應：情緒經驗、認知思想、行為改變、生理反應。這四者息息相關。

適應過程：可透過生理回饋、呼吸訓練、肌肉放鬆、認知治療、行為改變技巧、冥想等來改善焦慮。

「抗焦」三大法門

調適焦慮的方法很多，整合起來有三個面向，每個面向都有實用的技巧，概述如下：

1.**「從身到心」調適法：**

先改變我們面對焦慮時的生理反應，可促成心理狀態的改變。

*腹式呼吸——運用改善生理狀態的呼吸法，可有效紓壓。

*漸進式肌肉放鬆——實用的肌肉放鬆過程，能鬆弛身心。

*自律訓練與自我暗示——專注於內在生理的感受。

*生理回饋——透過儀器訊號的呈現，逐步去調控生理功能，進而減輕焦慮。

2.**「由心到身」調適法：**

讓心頭放鬆，由此改變我們的生理反應。

*冥想、靜坐、各種放鬆情緒的方法——淨空思緒、自我察覺。

*善用想像——想像美好的景象。

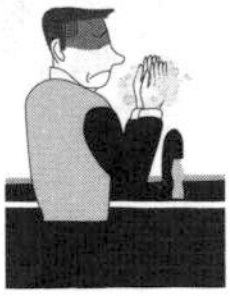

3. **認知行為治療法：**

透過認知和行為技巧，轉換看事情的觀點，去除情緒障礙。

＊認知治療——改變看待世界的方法

＊行為治療——暴露練習，克服焦慮

＊認知行為治療——結合認知治療與行為治療

接下來，一一詳細介紹這些調適方法。每個人適合的方法不一樣，讀者可以選擇對自己最有效的方式來練習。

「從身到心」調適法

腹式呼吸（diaphragmatic breathing）

在診間為病患介紹調適壓力的方法時，通常第一個介紹的就是「腹式呼吸」，或稱為「橫膈膜呼吸」，這是一種很簡單又能有效改變壓力的方法。

一般我們坐著或站著的時候是用胸式呼吸，吸氣的時候胸部鼓起來、肚子凹下去，吐氣的時候胸部凹下去、肚子凸出來。這代表吸氣的時候胸部用力擴張，讓空氣從外面進來。

腹式呼吸則相反，吸氣時肚子會凸起，吐氣時肚

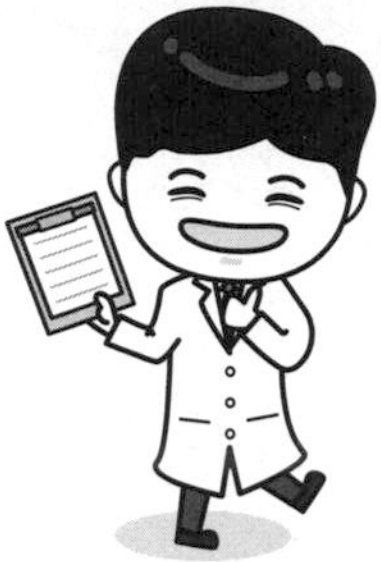

醫師小叮嚀

利用呼吸法來放鬆紓壓是簡單又有效的方式。像瑜珈、太極等各種調整身心的運動，也都很強調呼吸方法哦！

子會凹下去，因為腹式呼吸是透過讓肚子擴張，也就是讓介於胸腔與腹腔間的橫膈膜下降，減少胸腔的壓力，外面的氣就會流進肺部裡面。

人在躺著時，自然會從胸式呼吸變成腹式呼吸，因此一開始可以試著躺在床上練習。新生兒都是腹式呼吸，這是對身心狀態較好的方法，可以有效調節自律神經功能。

腹式呼吸的技巧如下，腹式呼吸的流程可參考圖五：

1. **選擇舒服的姿勢：**

   一開始可以嘗試躺著練習，或選擇一個舒服的姿勢，將手放在腹部感受一下。

2. **專注呼吸，愈慢愈好：**

   將注意力專注在感受呼吸的過程，不要邊做腹

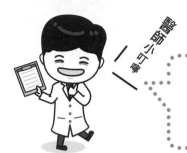

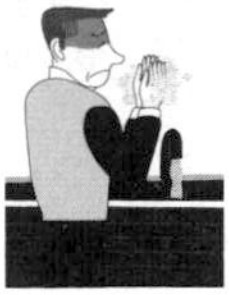

式呼吸邊想事情。吸氣時，空氣透過鼻子慢慢進入到鼻腔、口腔、氣管、肺部到腹部凸出，吸飽氣後稍微暫停一下，再把氣吐出來，感受空氣從我們的肺到氣管到口腔到鼻腔，氣吐乾淨後稍微停一下，再重複下一次的呼吸。腹式呼吸也可從口腔將氣呼出來。

處在緊張的狀態時，呼吸會急促，所以，把呼吸慢下來，就能減輕急促或緊張感覺，因此訣竅是呼吸愈慢愈好。不論用鼻吸氣口吐氣，或口吸氣鼻吐氣都可以。

吸氣跟呼氣的時間則掌握在一比二的節奏，可以吸一拍、吐二拍，或吸二拍、吐四拍，譬如吸二拍、吐四拍，可在心中默數一、二後停一下，再開始吐氣，一、二、三、四，愈慢愈好，但不要慢到覺得換氣不太夠，而是在能力之內愈慢愈好。

3. 想像呼吸是一種排毒：

換氣的過程中，除了專注在吸氣的過程，也可以想像現在是吸入清新的空氣，從鼻子、鼻腔、喉嚨、氣管、肺，這清新的空氣進入全身的循環，然後將緊張和壓力的毒素隨著呼氣吐出來。這是一個自我暗示的洗滌過程，可以自然地與腹式呼吸結合在一起。

4. **平常多練習：**

在壓力情境下做腹式呼吸可以紓解焦慮反應，降低壓力的影響。但平常就要多練習，不要碰到緊張的時候才做，這樣效果並不好。最好練習到整天都很自然地用腹式呼吸，不用特別注意去做，例如每天一大早醒來時，可以先腹式呼吸五到十分鐘，神清氣爽再出門，睡覺前做一做腹式呼吸也比較好睡。任何時候都可以做腹式呼吸，甚至開會時坐在椅子上，也可以默默練習放鬆自己。

〔圖五〕腹式呼吸流程圖

（1）穿著輕鬆，找個舒適的位置，或坐或躺。將手放在腹部感受一下。

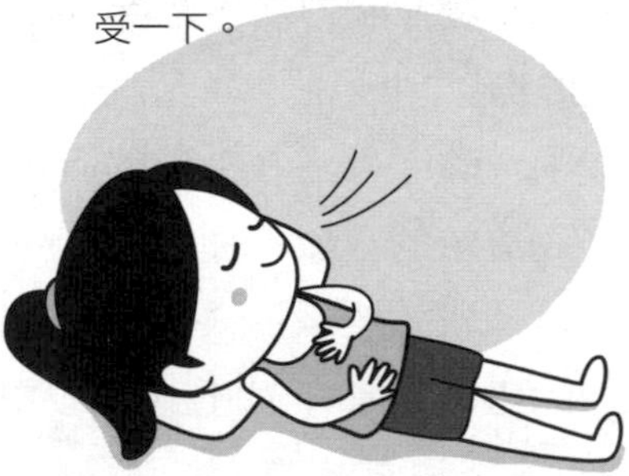

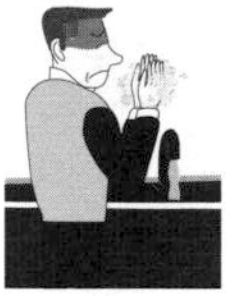

（2）吸氣時，腹部漸漸凸出，吸飽氣後稍微暫停一下，再慢慢地將肺部的空氣由鼻子（或口）吐出去。吐氣時，腹部慢慢凹下去。呼吸愈慢愈好，呼氣時間是吸氣時間的兩倍。譬如吸二拍、吐四拍，吸氣時，可以一邊吸氣一邊默數「一、二」，然後停一下，再開始吐氣，並默數「一、二、三、四」。

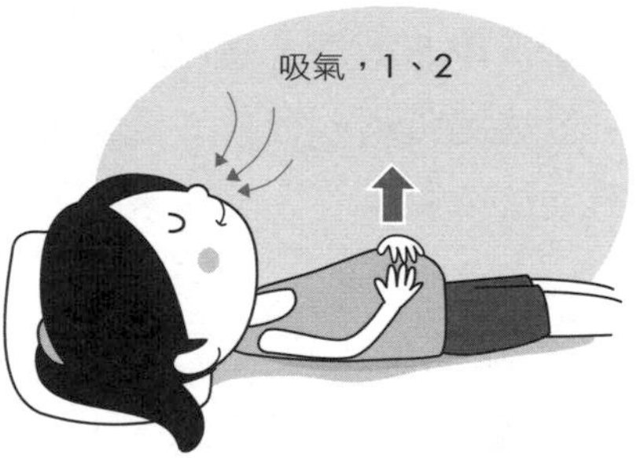

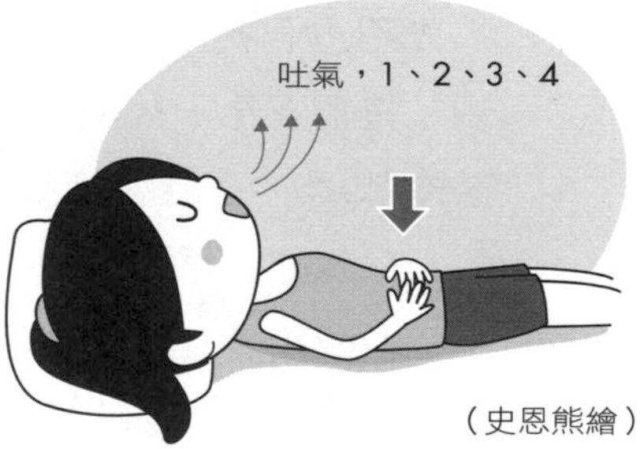

（史恩熊繪）

（3）注意力專注在呼吸的節律和空氣的流動，體驗安全、平靜且放鬆的感覺。

漸進式肌肉放鬆

「漸進式肌肉放鬆」也是非常實用的方法。因為很多焦慮的症狀會讓我們變得很緊繃，容易皺眉頭、咬緊牙關、肌肉緊繃，長期累積下來會造成頭痛，眉心、肩膀、脖子、下背部、顳顎關節肌肉緊繃與痠痛等症狀，很多人會透過按摩來緩解。這種長期肌肉緊繃所造成的疼痛，可也透過肌肉放鬆來降低焦慮感。

怎麼放鬆呢？有幾個要點：

1. 先用力再放鬆

對於從來沒有放鬆過的人來說，放鬆是很難想像的感覺，可以透過相反的方式來練習，也就是「先用力再放鬆」。譬如我們用力握緊自己的拳頭，持續五至十秒鐘，直到手部不太舒服時，就把拳頭放開，這時會感覺到腕關節與手關節是暖暖的、熱熱的、鬆鬆的，這就是放鬆的感覺。

2. 一個區域接著一個區域的放鬆

全身的肌肉要一次放鬆是很困難的，所以採取「漸進式」概念，讓一個區域一個區域的肌肉循序慢慢放鬆。訣竅是，在一個區域放鬆的時候，先用力緊縮五至十秒鐘，再放鬆三十至四十秒，要集中

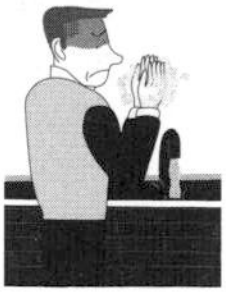

注意力在用力與放鬆的過程，感受前後的變化。漸進式肌肉放鬆可以搭配腹式呼吸，也就是在用力收縮時吸氣，在放鬆時自然吐氣。

3. **為自己打分數**

過程中有一個很重要的步驟，就是透過「打分數」來察覺自己的狀態。放鬆可以打分數，同樣地，焦慮也可以打分數。

打分數是改變焦慮反應很重要的步驟。我們的情緒不是只有「焦慮」或「不焦慮」兩種，而是經常介於兩者中間。事實上，焦慮的程度有高低之別，若從零到一百分來計算，有時候只在二十至三十分之間，但是若不仔細區分，會以為自己總是很焦慮。如果透過幫自己打分數來察覺焦慮的狀態，就會明白事情並沒有那麼嚴重，不需要每次都拉警報。

放鬆的程度也可以打分數。在用力與放鬆的過程中，感受前後的變化，並為變化過程打分數，從零到一百分來算，分數愈少代表愈放鬆。譬如放鬆之前，先肌肉用力到九十分的緊張程度，再鬆開，第一次可以鬆到三十分，下一次可以鬆到二十分，這樣愈來愈放鬆，先用力再放鬆，這就是漸進式肌肉放鬆練習。

4. 放鬆的順序

由上到下或由下往上都可以，比較多人選擇由上到下的方式。

（1）臉部放鬆：

先皺緊眉頭，這時會覺得眉心擰在一起，眼眶旁邊的肌肉因為用力，魚尾紋跑出來，鼻子皺在一團。然後，放鬆開來，這時候會感覺到額頭比較鬆，眼眶附近肌肉也比較鬆了。

接著放鬆下顎。把牙齒用力咬緊，耳朵兩邊前面的顳顎關節會凸出來，感覺非常難受了再鬆開來。顳顎關節痛是很常見的問題，在牙科門診都是建議戴矯正器去放鬆，其實透過漸進式肌肉放鬆就可以改善。

接著是舌頭，舌頭有很多肌肉在裡面，放鬆的方式是：將舌頭往上頂在上排牙齒的後面，用力頂五至十秒鐘，再鬆開來，這時舌頭附近的肌肉就放鬆多了。

（2）頸肩放鬆：

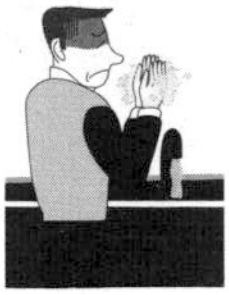

接下來是頸部與肩部，可以兩者一起放鬆，也可先放鬆頸部。頸部放鬆是將頭部低下來，下巴微微內縮，盡量讓下巴貼近前胸，用力，再鬆開來，回覆原位。然後脖子一直往後，讓後腦勺盡量靠近背脊，用力五到十秒鐘再慢慢回到原位。

肩膀部分則是把肩往上提，聳肩，很用力，或同時把胳肢窩與手臂夾緊，然後鬆開來，也可以同時收縮兩個肩膀的三角肌，再把它放鬆開來。

（3）胸部與上肢放鬆：

很用力地將胸的兩側往中間夾緊，一直用力，然後放鬆開來。接下來是上肢，手臂很用力地往前伸直打直，用力握拳，就好像手指在手心裡壓出血一樣，很用力之後再放鬆開來，這時關節跟肌肉就會覺得熱熱的、暖暖的。

（4）腹部與下肢放鬆：

上身放鬆完，接著放鬆腹部。腹部先往前彎，收縮腹肌，再往後彎，收縮下背部的肌肉。臀部也需要放鬆，久站一整天常會屁股痠痛，用力把屁股夾緊再放鬆。大腿也一樣，用力繃緊往上抬再放鬆，然後是小腿、足部、腳趾頭。

這一系列放鬆做下來可能要二十到三十分鐘，當練習愈來愈順時，平常不太需要用力就可以直接放鬆了，這表示已經學會技巧。肌肉放鬆可以在壓力大或空閒時做，很疲勞時在家裡做，也會有類似的效果。

漸進式肌肉放鬆又叫作「傑克遜放鬆法」（Jacobson），另外還有一個肌肉放鬆法叫作「韓瑞克森放鬆法」（Hendrickson），是配合冥想，一個區域一個區域地放鬆肌肉。這兩種放鬆方法都很流行，市面上也有CD販售可以邊聽邊練習。

自律訓練與自我暗示（autogenic training）

自律訓練是由德國精神科醫師舒爾茲（Johannes Heinrich Schultz）在1932年提出的一種自我催眠技巧，讓肌肉放鬆、血管舒張和體溫上升，令人感到身

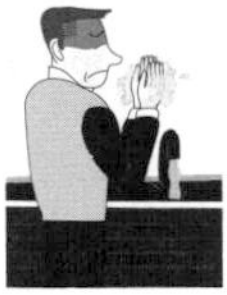

心舒適而有放鬆的效果，起初是用於治療心身症。

最好能在安靜舒服的環境中進行自律訓練，穿著寬鬆的衣物，坐姿或臥姿皆可，輕閉雙眼，雙腿不要交叉，雙手自然置於身體兩側。練習中採取「被動的注意力」，也就是不要刻意或努力地讓自己放鬆，而是採取一個被動的態度讓「具有暗示性的默想」自然將身心帶至放鬆的狀態。自律訓練需要重覆練習，一般建議開始時每日練習三次，一次十五至三十分鐘。每次練習分為六個階段：

階段一、重感練習：默想「我的右手感覺很沉重」，然後感受右手變得沉重的感覺。不要刻意讓手變得沉重，而是讓它自然發生；因為「主動的態度」反而會讓自己變得焦慮。掌握這種放鬆感覺之後，就可以依右手、左手、右腳、左腳的順序輪流練習，再進入第二階段。

階段二、溫感練習：默想「我的右手感覺很放鬆很溫暖」，也可以同時想像手浸在溫水裡的感覺。在感到手變得溫暖前，或許在指尖會先有一點刺痛感，這是因為手指末稍血管舒張以致血流增加的緣故。掌握這種放鬆的感覺後，就可以依右手、左手、右腳、左腳的順序輪流練習，再進入第三階段。

階段三、心臟調整練習：默想「我的心臟感覺很放鬆、很平靜，跳動愈來愈有規律、愈來愈緩慢」。掌握這種放鬆感覺之後，就可以進入下個階段。

階段四、呼吸調整練習：默想「我的呼吸感覺很放鬆、很平靜，呼吸愈來愈有規律」。掌握這種放鬆感覺之後，就可以進入下個階段。

階段五、腹部溫感練習：默想「我的胃部感覺很放鬆很溫暖，愈來愈柔軟，愈來愈溫暖」。掌握這種放鬆感覺之後，就可以進入下個階段。

階段六、額頭涼感練習：默想「我的額頭感覺很放鬆很清涼，就像徐風輕輕撫過，很清涼很舒服」。記得是這種清涼放鬆的感覺，而不是冰冷的感覺。

在剛開始幾次的練習中，常常只能感覺手腳沉重、溫暖。但隨著練習愈趨熟練，愈來愈能以被動的注意力接受語言公式的自我暗示，而快速進入深沉的放鬆。

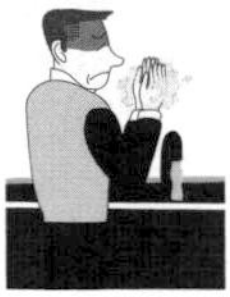

其他

運動、瑜伽、打太極拳、按摩、聽音樂、芳香療法等，也都是抗焦紓壓的好方法。

生理回饋（biofeedback）

前述兩種方式可以自己做，「生理回饋」則要藉助專業人員的協助。

肌肉用力放鬆的感覺可以察覺得到，很多焦慮反應卻是自己察覺不到的。譬如緊張時血壓會上升，上升多少自己無法知道，所以若能透過一些儀器，放大與焦慮相關的生理變化（變成訊號），將這些精細的身體感覺回饋給我們，就可以更有效率地察覺自己的生理反應，並且試著調控，進而慢慢減輕焦慮的生理反應，消除焦慮。

生理回饋廣泛應用於醫療，譬如運用在中風後的復健。中風後並不是完全不能動，只是不知道該怎麼用力，若是透過生理回饋，察覺身體在何種情況下可以改變多一點，「我的腳抬起來的角度高一點了，是否可以更高？」一次一次用儀器來了解身體反應，有利於復健。

以下略述幾種生理回饋的應用：

1. **腦波記錄：**可幫助我們了解心情緊張與放鬆的狀態。一般腦波出現 α 波時，表示處於較放鬆的狀態，出現 β 波則表示在緊張與警覺的狀態，所以用腦波記錄做回饋的時候，就可以大致掌握 α 波何時比較多，然後去揣摩 α 波較多時的感受，練習讓自己盡量處在那個狀態。很奇妙地，我們的意識狀態的確會改變腦波。
2. **心電圖：**心跳愈快表示愈緊張，透過「心電圖」呈現心跳速率，就可以嘗試一些放鬆方式讓心跳不要跳那麼快，而達到減輕焦慮的效果。另外，心電圖還可以反應心率變異性（用來分析心率快慢的規律與差異性大小），實驗各種放鬆方式。例如，採取A方法來放鬆時，心率變異性變好；採用B方式放鬆，改善程度並沒有那麼高，就可以選擇比較好的方式來幫助自己。
3. **指溫計：**能反應出我們的緊張程度，因為緊張的時候末梢血管會收縮，手指頭的溫度也會下降並開始冒汗，電阻會減少，電導就會變得比較好。

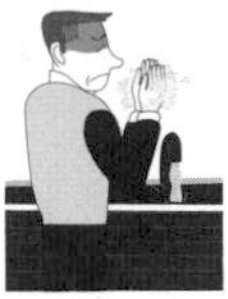

醫｜學｜小｜常｜識

α 波與 β 波

腦波是指人體的腦中意識在活動時，腦神經細胞所產生的電生理訊號，這是十九世紀德國生理學家漢斯·伯格（Hans Berger）所發現的。

對照人體的意識活動，儀器偵測出不同的腦波頻率，分為 α、β、δ、θ 波。其中 α（alpha）波多的時候，人的意識清醒，身體是放鬆的，腦部在這種狀態所獲得的能量最好，也是人體在學習或思考狀態最佳的腦波狀態。而 β（beta）波多的時候，身體是呈現緊張的，且隨時處在防禦狀態，準備因應外在環境作反應，此時人體身心消耗快，易感疲倦，易累積壓力，長期下來免疫力會變弱。

4. **肌電圖：**測量肌肉的緊張程度，愈緊張肌肉就繃得愈緊。

透過各種儀器，可以客觀反應焦慮時的生理狀態，並即時回饋我們嘗試降低焦慮度時的效果如何。但是在做生理回饋時，還是要做適當的行為暴露，也就是要一邊直接面對焦慮情境，一邊做生理回饋，才能真正學會克服並消除焦慮。

「由心到身」調適法

冥想、靜坐（meditation）

冥想特別適用在現代人身上。現代人接收太多的訊息，腦中的思緒常常超過了負荷上限。冥想是透過一些方式，讓腦中的思緒排空，只注意當下內在的感受，產生明心見性的效果，可以短暫地讓自己免於各種思緒煩惱和刺激，平靜下來，專注在此時此地，這時會有奇妙現象出現——更好的自我覺察，或自然湧進一些新觀點、想法、方法，豁然解決生活中面臨的困境。

這是冥想的美好作用：清空思緒，達到內在的平靜，自我覺察與油然而生的頓悟。

怎麼冥想呢？最重要的是，集中注意力於心念上。剛開始，可以透過一些刺激讓自己集中心念在當下，例如在心中重複默念梵音「Om」這個聲音，並

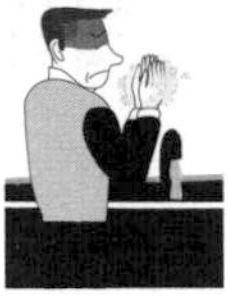

將思緒集中在這個聲音上，慢慢地，思緒會排空，腦海裡只剩下這個聲音，注意力集中在當下。

也可以嘗試讓視覺影像留在心裡，譬如注視某個特別的圖片或物件一段時間之後，閉上眼睛，把心念集中在剛剛那個影像上。當你覺得思緒再度紛亂、影象變模糊的時候，張開眼睛，再看一下那個物品，然後閉上眼睛，重新把物品的影像留在心中，這樣反覆的過程，可以幫助我們專注當下。

同樣的道理，也可運用重複的外界聲音，如坐在瀑布旁打坐，把注意力放在感受流水聲的變化，將其他思緒自然排除在外；或者運用重複的動作與觸覺，如數息記下自己的呼吸，或撥念珠的動作，以顆或以圈的方式記數，將注意力集中在心象上，讓腦海中的混亂思緒慢慢遠離，就可以達到平靜心。

除了注意力集中外，也要採取被動接納的態度——冥想時不要拒絕任何浮現在心中的想法，它們就是此時此地自然在這兒，用接納與開放的態度去面對它，進而洗滌煩亂的思緒。

冥想是要讓我們放鬆全身的肌肉，因此要選擇安靜的環境與舒適的姿勢，建議採取坐姿，因為是要維持注意力在心象上，而且最好要有靠背，才不會因腰痠背痛而無法持久。

善用想像（mental imagery and visualization）

想像美好的景象、曾經美好的歲月也是不錯的抗慮紓壓方式。無法體會美好的時候，就透過電視上或雜誌裡的影像或圖片，試著想像美好的場景，「啊，好輕鬆好自在，好想去這個地方啊！」同時也賦予這場景「感覺」——想像自己躺在午後寧靜的沙灘上，

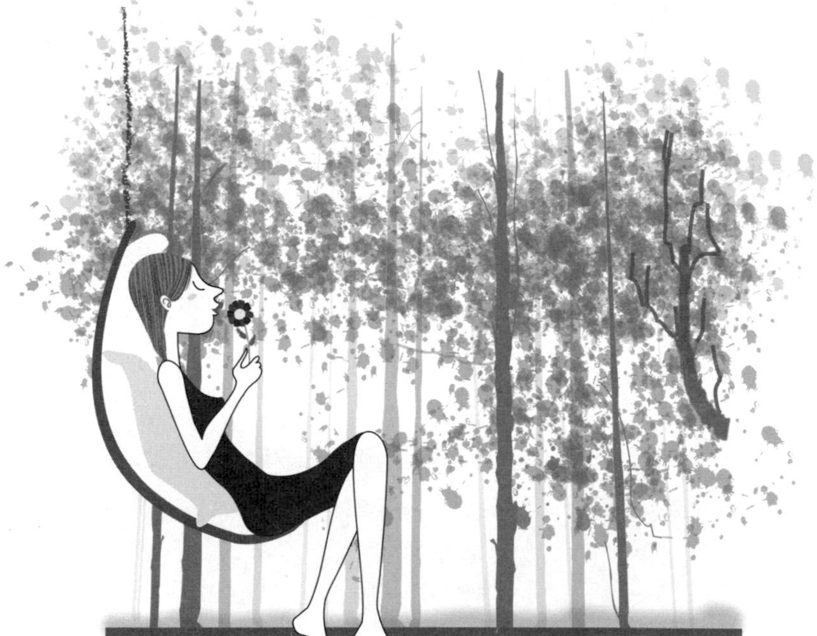

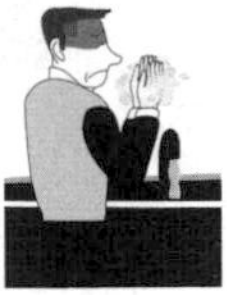

徐徐微風吹來，拂動著肌膚的觸覺，於是真實感變得更強，更有放鬆的效果；或者想像在舒服的泡澡，怡人的溫度、按摩浴缸中享受著按摩的感覺；想像躺在森林木屋外的躺椅，呼吸、換氣，吸收著森林芬多精的清涼感覺……。

透過想像身處這些舒適的情境，放鬆更有效果。

認知行為治療法

認知治療（cognitive therapy）

「認知治療」就是改變我們看待世界的方法，治療的原理是：這世界是什麼模樣，由我們自己決定。

我們都有一些認知的基本模式，也就是習慣性的思考模組，這些模式快速且自動地發生，很難察覺。習於悲觀思考與習於樂觀思考的人，在同樣的情境下，會出現不一樣的「自動化思考」模式，悲觀而焦慮的性格習慣誇大威脅，甚至幻想出不存在的威脅；樂觀者則覺得，即使天快塌下來，還有高個兒頂著。

認知治療的目的，就是要幫助我們偵測自己在面對各個情景時會出現哪些自動化的思考。自動化思考中有些是合理的，有些則不合理，那些不合理、扭曲的想法，必須去挑戰它、改變它。逐漸消除、刪去了，就會覺得世界變得比較友善，也降低了焦慮。

這個方法可以自己做，但剛開始最好找人協助、進行偵測、討論，才能更清楚自己的認知模式。

1. **常見的焦慮性認知模式**

進行治療之前，我們先了解「常見的焦慮性認知模式」有哪些，更有利於察覺行動。

（1）**個人化歸因：**覺得什麼事情都跟自己有關係，路上看到車禍，傷者不治死亡，自責沒有早點發現、趕快打119而焦慮不安，這就是個人化的歸因。

（2）**以偏概全：**任何事情都有好跟不好的地方，有人卻往往看到壞的一面，而把整件事情都往灰色方向發展。

（3）**過度概化：**從一個獨立事件，很輕易就下了全面性的、廣泛式的結論，例如「愛吃辣的人，脾氣都比較暴躁」。

（4）**篩選訊息：**事件發生時，只看見自己相信的部分，例如「老師很偏心」，對相反的訊息

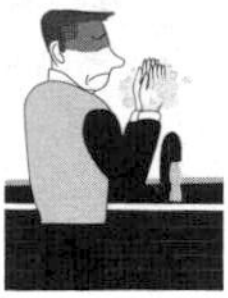

卻視而不見。

（5）**災難性思考：**把事情一直放大到最不好的後果。例如路上跌倒了，原本只是皮肉傷，卻馬上聯想到會不會骨折，骨折有可能產生血栓，甚至肺栓塞，那就要插管治療，生命就有危險……，這一連串憂思就會導向災難性思考。

（6）**直接跳到結論：**例如社交互動時，說了句不太得體的話，對方的眉頭皺了一下，就胡亂想：「他一定覺得我很失禮，以後不想再跟我說話了，我做人真失敗……」其實只看到眉頭皺一下，就好像有讀心術一樣，認定對方一定是怎樣的想法，於是愈來愈緊張，也愈來愈失態，從此對社交產生恐懼。

（7）**跟著情緒走：**其實很多情況下，焦慮是對壓力的自然反應。我曾提到自己因為領口太緊而吸不到氣的親身經驗，也是跟著情緒走，甚至覺得環境很不友善，結果把自己弄得愈來愈糟。

（8）**全有或全無的二分化思考：**將事情分為成功

跟失敗兩種，只看到不好的地方就代表全盤失敗，沒有辦法接受事情總有不完美。

以上都是焦慮型的人很習慣的思考模式，而且幾乎沒有意識到，自己已經很自然地將這些認知基模帶入所處的情境裡，例如在人際關係上會產生這樣的自動化思考：「我跟他不是朋友就是敵人！」「他一定不喜歡我，會算計我！」我們的自動化思考決定這個情境在心中的模樣，也就決定了壓力反應。所以我們要練習察覺自動化思考，刻意改變它，才能真正解除焦慮。

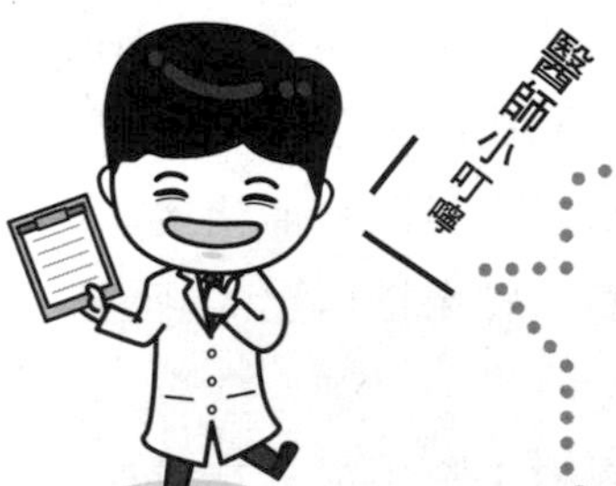

人生總有起落，事情也不會全部完美，凡事不要太執著、絕對，生活一定會更從容又美好。

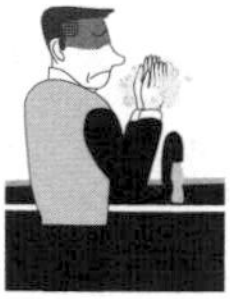

2. **如何檢視自己的認知基模？**

那麼，要怎樣找出、覺察出自己的認知基模，進而改變舊的慣性模式呢？

舉個例子，一個學生正準備考試，要唸完一整本書，他對自己沒有信心，一直有個信念「我能力不足」，根據這信念產生出自動化的假設：「這本書太難了，根本讀不完也背不起來。」

因為有了認知上的謬誤，所以他會放大事情的困難度，開始災難化思考：「一旦沒有背得滾瓜爛熟，考試就完蛋了！」於是壓力慢慢變大，心情不好，胃開始不舒服，最後他乾脆放棄，結果真的考得很糟，更加深「我就是能力不足」的信念。

這位學生必須改變自動化思考，但是如何改變呢？「這本書的確很難，我可能可以唸個八、九成，考試可能考九十分、八十分，在班上還算是不錯的成績。」當他改變舊有的自動化思考模式，讀書、考試帶來的壓力就不會那麼大了。

3.「**認知治療」的方法**

一邊改變舊有的自動化思考，一邊重整出新的認知基模，是認知治療的目標。方法如下：

（1）**偵測自動化思考：**

自動化思考怎麼偵測呢？有人覺得難以想像：「我就是緊張嘛，你問我在想什麼，我怎麼知道？」所以要慢慢練習，從情緒中去偵測、察覺自己在想什麼。

以這名緊張的學生為例，他可以透過「自問自答」來偵測自己的自動化思考：

「明天考試讓我很緊張，為什麼？」→「因為怕考試結果不好。」

「考試的結果會是什麼呢？」→「應該會考得不好。」

「為什麼會考的不好？」→「因為準備得不夠充分。」

「為什麼準備會不充分？」→「因為我就是笨嘛，能力不好。」

（2）**監控自動化思考：**

常常向自己提問：「這種感覺是從哪裡來的？為什麼？」從不斷的追問中找到認知基模。原來這位學生的自動化想法是對自己沒有信心，擔心無法準備得很充分，所以會考不好。

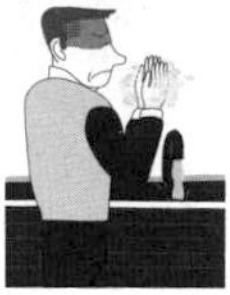

〔圖四〕認知模式

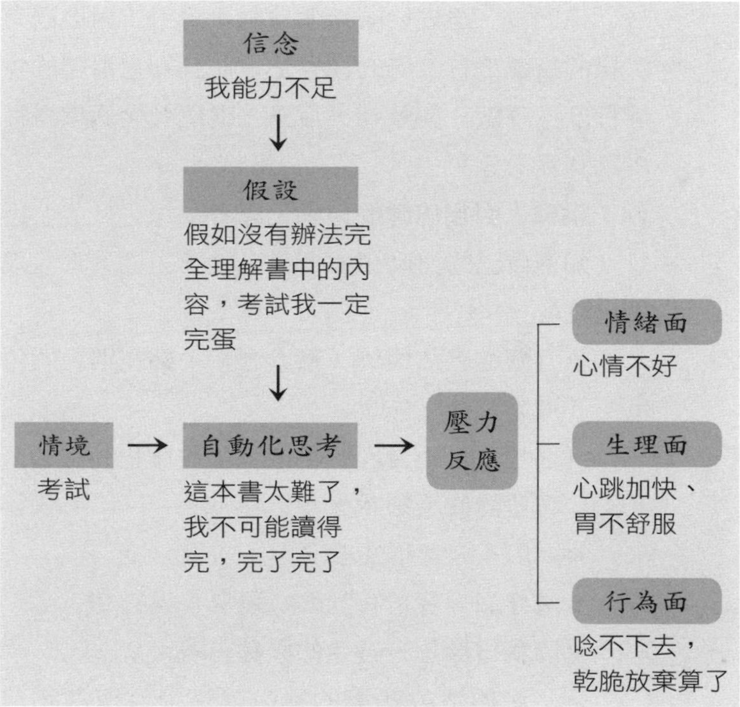

信念
我能力不足
假設
假如沒有辦法完全理解書中的內容，考試我一定完蛋
情境
考試
自動化思考
這本書太難了，我不可能讀得完，完了完了
壓力反應
情緒面
心情不好
生理面
心跳加快、胃不舒服
行為面
唸不下去，乾脆放棄算了

（3）檢視自動化思考：

追問後，還要檢視這個自動化思考「對自己有怎樣的影響？有怎樣的後果？」並且為它引起的焦慮程度打分數，從零到一百分。這位考生的焦慮程度達到九十分。

（4）挑戰「引起焦慮的自動化思考」：

知道自己的自動化思考後，就要去挑戰它，幾個重點：

＊客觀地評估環境（壓力源），站在別人的角度看事情。

＊這想法合不合理？哪些證據支持我的想法？哪些證據反駁我？

＊一般人會這樣想嗎？

＊這樣想對我是有利的？還是有害的？

＊照我這樣想，發生的機會有多大？

例如這位悲觀的學生就是很合理地認定自己：「一定唸不好！」「我是個不會唸書的人！」真的是這樣嗎？何不挑戰看看？

先提問：「我就是不會唸書嗎？」

再追問：「老師、同學們也認為我不會唸

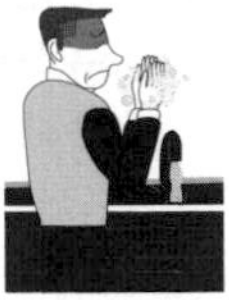

書嗎？」→ 好像不會，他們常常稱讚我。

再追問：「有哪些證據支持我是沒有能力的？」「一般人會這樣看待我嗎？」進行自我反駁。

繼續追問：「有這些負面想法，對自己好不好？」答案當然是「不好」囉。既然知道這樣是不好，為什麼還要這樣想呢？追問到底後，再反問自己：「我考試完蛋的機率有我想的那麼大嗎？」

（5）找出認知基模或不合理的假設：

這樣一步一步追問，就會慢慢看出自己的認知基模，也會發現「我很笨」、「我不會唸書」是自己所做的不合理假設。

（6）改變舊想法、發展出合理的替代性想法：

找出不合理的假設之後，就要努力發展出替代的想法。

替代的想法可以是：「這次考試很難，但我以前也碰過很難的考試，只要好好準備都能考得很好。」根據過去的經驗給自己信心，這就是替代的想法。同時也要做評估：我對舊的自動化思考、新的替代想法的相信程度（零到一百分）是多少？給分愈高，表示愈相信這個想法。並且自我評比，其中的焦慮程度又是多少？例如：

＊舊的思考：「這本書太難了，我一定讀不完」（相信度九十分，焦慮度一百分）

→提出挑戰：「我以前考試會唸不完嗎？」
「有什麼證據支持這本書很難？我會讀不完？」
「這樣想對自己有什麼好處？」

＊新的想法：「這本書很難，但我應該唸得完。」（相信度五十分，焦慮度五十分）、「這本書雖然很難，但是根據以前的經驗我還是唸得完。」（相信度八十分，焦慮度二十分）

經過這些偵測與替代的過程後，焦慮度就會從九十分降低到三十分、二十分了。

剛開始做這種替代性的想法會很彆扭，因為要一直自問自答，所以必須透過很多練習，才會找到真的很能說服自己的替代性想法，來改變自己的認知基模。這時候，我們看待世界就會變得

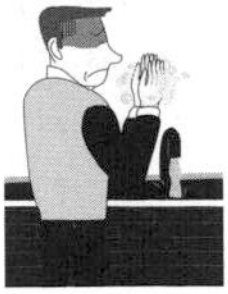

不太一樣了。

4. **家庭作業：記錄「自動化思考」**

認知治療有一個很重要的成功要素，就是要常常寫功課。因為焦慮經常出現在日常生活中，所以認知治療不是只在門診時進行，回家也要做，要努力地為自動化思考留下紀錄，同時試著發展出替代性思考。

下面，就是我以自己演講時感覺焦慮的經驗，為讀者示範如何「寫功課」（圖表請看174頁）。

因為演講過程中，我偶爾會講話打結，於是我一開始有五十分的相信度，認為自己語無倫次。

正當我胡思亂想時，又看到某位聽眾的眉頭皺在一起，我覺得自己講得太難、太拗口了，大家才會聽不懂，我有八十分相信這個想法。

接下來的情形更糟糕，我看到大家都沒有笑容，還有人打瞌睡……，我的自動化思考馬上就連接到「我是個失敗的演講者」，我至少有九十分相信這個想法，而且還擴大，認為「主辦人會把我列為拒絕往來戶」，我站在講台上，不只害怕焦慮，還開始憂鬱。

這是非常典型，是自己嚇自己、被自動化思考推向焦慮巔峰的過程。所以我必須找出替代性思考。不是演講現場時就想，而是演講完、回家好好坐在書桌前，沈澱一下，重新檢視回憶當時的場景，試著找出認知謬誤，又有哪些替代性思考。

「我講話打結而語無倫次」——這個自動化思考所犯的認知謬誤是「訊息篩選」。事實上，我可能講一百句裡面，只有兩三個字打結了，但是我就特別注意那兩三個字。替代性的思考是「我大多時間都講得順暢」，把「講話打結」這個自動化思考的相信程度從五十分降到二十分。

「大家聽不懂」所犯的認知謬誤是「讀心術」。我只是看到有人皺眉頭，怎麼會知道對方是因為聽不懂而皺眉頭呢？也許是很想上廁所，如果聽不懂應該會舉手發問吧？既然沒有人舉手發問，應該不至於聽不懂。

「我是一個失敗的演講者」——則是一連串自動化思考所引導出來的，有「跟著情緒走」的認知謬誤。其實很可能只是最近胖了，領口比較緊，吸

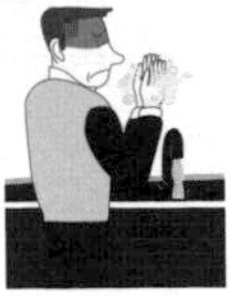

不到氣，所以感到焦慮。替代性思考則是「我已經有過很多次成功的演講了，應該不是個失敗的演講者。」焦慮從九十分就降到三十分。

「主辦人會把我列為拒絕往來戶」所犯的認知謬誤是「災難化的思考」，我把它替換成：「我的演講應該不至於這麼糟吧？」、「就算是，那又怎樣？」這樣想過之後，雖然相信度只改變一點點，但重要的是情緒不再那麼緊張了。

大家可以試試，想像一下自己的自動化思考是什麼？下次碰到類似情境，自動化思考又跑出來時，就趕緊翻出準備好的替代性思考，好好的想一想，加上自己的信心，就會讓焦慮程度改善很多。

家庭作業：記錄自動化思考的轉變

時　間	場　景	自動化思考（相信程度）	情緒（程度）
2013-10-9 15：00	在醫院演講 對民眾介紹 焦慮症	＊我打結了，講得語無倫次（50分） ＊大大家都聽不懂（80分） ＊我是一個失敗的演講者（90分） ＊主辦人會將我列為拒絕往來戶（90分）	焦慮（90分） 害怕（80分） 憂鬱（20分）

認知謬誤→替代性思考	相信程度改變	情緒改善
＊訊息篩選→我大多時間都講得順暢 ＊讀心術→如果大家聽不懂，就會舉手發問 ＊跟著情緒走→我已經有多次成功的演講了 ＊災難化思考→那又怎麼樣呢	50→20 80→50 90→30 90→70	焦慮90→40 害怕80→20 憂鬱20→5

行為治療

學習「行為改變技巧」——暴露法（exposure），能幫助我們正視環境、對應環境，勇於面對壓力事件，這個經驗會正面回饋給我們，下次再面對同樣壓力事件時，就比較不會那麼焦慮。

要克服恐懼，有一個很重要的成功因素，就是直接面對恐懼焦慮的來源，讓自己暴露在那場景之中。一味逃避只會加深恐懼，如果能直接面對它，恐懼的

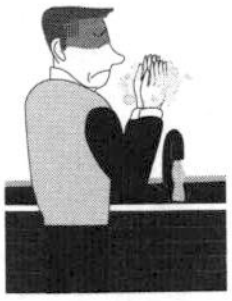

目標物不再是問題。

嘗試這個療法，「動機」是成功的關鍵。以《哈利波特》裡的角色榮恩為例，他很怕蜘蛛，要跟滿屋子的蜘蛛相處在一起，那場景多可怕。所以要給予重要的動機：「我要克服對蜘蛛的恐懼」！

暴露療法主要分為兩種，一種是緩慢式暴露法，稱為系統性減敏法；另一種是直接快速的暴露法，稱為洪水療法。

1. 系統性減敏法（systemic desensitization）

——一步步克服焦慮

這種方法採取「階層式」的暴露，慢慢地對害怕對象愈來愈不敏感。

面對焦慮源的害怕程度，是有大小分別的，整隻蜘蛛很恐怖，蜘蛛腳、蜘蛛網比較沒那麼害怕，所以可以循序漸進地暴露，一開始從面對蜘蛛網做起。如果找不到蜘蛛網，也可以運用想像，想像自己在一個充滿蜘蛛網的房間內。剛開始可能很緊張，過了二十到三十分鐘之後，焦慮感會慢慢下降，如果下降到原本的一半，就是成功的暴露。經過這次暴露，就可加強「面對充滿蜘蛛網的房間」

的信心程度。

進行系統性減敏法的步驟是，先找出焦慮的對象，以及與對象相關的人、事、時、地、物（也會引起焦慮的部分），並將這些人事時地物分項、逐一打上焦慮分數（引起焦慮的強度，由零到一百分），然後把所能想到的害怕情境排序出來，譬如「我害怕搭飛機（九十分），去機場也害怕（七十五分），甚至聽到飛機也有點怕（五十分）」。

接著依照不同的害怕程度，從最不焦慮的部分開始練習，透過想像，一項項克服。開始想像時，只要一感到焦慮，就進行腹式呼吸，邊做邊放鬆、邊做邊感受焦慮分數下降。最後將改善程度是多少記錄下來，若能減少一半以上的焦慮度，或感覺沒那麼困擾時，再挑戰下一個情境。

除了透過想像的練習，也可回到現實世界中練習暴露，比如去飛機場看飛機，讓自己直接面對焦慮物。

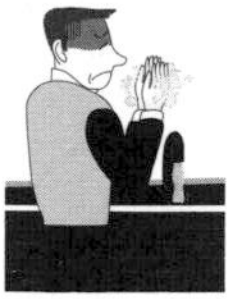

一位懼曠症患者的系統性減敏法

懼怕主題	情　境	焦慮度
在無法獲得援助的地方暈倒了怎麼辦？	＊一個人坐火車	100分
	＊在擁擠的公車上	90分
	＊搭乘電梯	85分
	＊在擁擠的廣場中	70分
	＊準備要出門	50分
	＊一個人在家	45分
	＊討論出門的計畫	30分

暴露訣竅：（從焦慮分 數最低的開始）
想像正在討論出門的計畫，一邊做腹式呼吸，焦慮度由30分→15分→10分，逐步降低。克服這一關後，再進行下一階層的暴露。

2. 洪水療法（Flooding）
——直接面對所畏懼的對象

最厲害的暴露法叫做「洪水療法」，態度是「我不要想這麼多了，直接面對最困難的！」它不是漸進式的、階層式的，連放鬆技巧也不要了，就是要很害怕，硬著頭皮去面對焦慮對象，一直撐，撐到底，撐到焦慮減退！

例如跟一隻毛絨絨的大蜘蛛面對面，想像自己受困綁在椅子上，緊張得不得了，盯著牠看了半小時，發現蜘蛛沒有攻擊自己，一個小時後，看看蜘蛛也累了，自己慢慢就不會緊張了。

洪水療法建立在這樣的假設上：逃避只會加重畏懼；強迫去面對畏懼的情境，就能改變已經受到制約的逃避反應，因此改善了焦慮。所以如果提前終止暴露，等同於又一次的逃避反應。這個療法對於「特定對象畏懼症」最有效。

認知行為治療（cognitive behavioral therapy）
——認知重建＋行為暴露法

「認知行為治療」是結合「認知治療」與「行為治療」的精神，也就是透過認知治療，找出認知模式與自動化的思考模式，進行認知重建，並找出替代性想法；同時運用暴露法，以新的行為方式去面對焦慮源。療程通常約六至二十四周。

認知行為治療就是改變認知、改變行為，然後不要再害怕、逃避，以達最終改善我們情緒的目的。記得要做功課、寫日記、幫自己打分數，才知道有沒有進步。

【結語】

作情緒的主人

困擾我們的不是那些事情，而是我們對那些事情的想像。

——古羅馬哲學家愛比泰德斯（Epictetus）

哲學家的話直指焦慮的核心。社交焦慮症的患者煩惱被人看見自己舉止笨拙，而迴避各種社交場合。懼曠症的患者擔心萬一身體出了狀況沒有人援助，而不敢去空曠的地方。古有明訓：天下本無事，庸人自擾之。不只是焦慮症的患者，我們常常因為想像超過現實太多，而去擔無謂的心。

同樣的，這個世界的模樣取決於我們用什麼方式看待它。所謂「山不轉路轉，路不轉人轉」，「人轉」指的就是心境上的轉變。當覺得世界是如何不公平、如何虧待自己時，憤怒過後繼之而來的是深沉的無力和絕望，世界不可能為自己改變哪。正如曾在集中營度過無數艱苦日子的荷蘭藉傳教士彭柯麗（Corrie ten Boom）所言：「憂慮並無法排除明天的傷痛，但它卻耗竭今天的力量。」改以樂觀積極的態度來看待困境，不只是緊繃的情緒可以獲得抒解，身心的放鬆更能帶來力量，讓我們有辦法解決困難，甚至改變環境。

現代人承受的壓力與日俱增，焦慮是每個人、每日都會經驗到的情緒。適當的焦慮幫助我們更好地因應壓力，過度的焦慮反而成為苦痛的來源；過與不過存乎一心。本書介紹的方法，能幫助自己辨識焦慮、放鬆紓壓，並改變焦慮的思考模式。當受苦於特別的焦慮症，或是有自律神經失調的困擾時，精神醫療能協助克服焦慮，重新為生活注入正面的能量。

放輕鬆，不焦慮。我們都可以作自己情緒的主人。

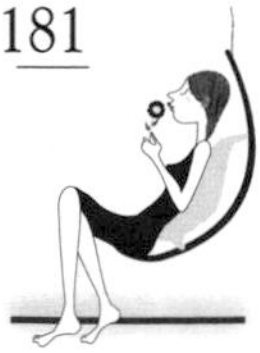

【附錄一】

Q & A

問：「腦神經衰弱」是否跟神經與神經節的傳遞有關係？

答：很多研究發現，相對於健康的人，腦神經衰弱的患者，在神經傳遞功能方面的確受到影響，有些神經傳導物質如血清素、腎上腺素是不足的，所以的確與腦神經有關係。當初「腦神經衰弱」的命名，只是在描述一種耗竭的狀況，那時候還不知道神經傳導物質這類東西。由於腦神經衰弱的病因至今還不是很清楚，只能說某些患者有神經傳導物質不足的情況，但因果關係尚無法建立，並不能定論因為缺少神經傳導物質而造成腦神經衰弱。

問：是否可透過運動，或直接按摩頭部穴位等方式，來強化自律神經的功能？或是減緩自律神經失調的症狀？

答：這是很多人都想知道的問題。目前沒有很嚴謹的研究指出笑笑功、外丹功、太極導引等，可以改善自律神經失調或焦慮反應。但是我們知道，要改善自己的生理狀況，簡單的運動都可能增加抗壓性，進而改善自律神經失調的症狀。就這個層面來說，大部分的運動都是很好的。

另外，自律神經失調和主觀感受到的「焦慮」和「痛苦」很有關聯，所以當你覺得一些方法對於改善症狀有幫助，那就是有用！自己覺得有用很重要，只要覺得有用，心情就會比較平靜篤定，焦慮的神經就不會那麼敏感。所以在各種抗壓方法中，要選擇自己能接受並相信的技巧。

問：打坐或打禪會嚴重到走火入魔嗎？

答：這是個有趣的問題，走火入魔這個名詞總讓人有無盡的想像。要回答這個問題前，首先要看走火入魔該如何定義，是思緒突然混亂，還是像武俠小說所描寫的人的筋脈全斷。的確，在冥想的過程中有時候會自然浮現一些讓人感到不安或害怕的意念，原本應該透過冥想放鬆，但卻因這些意念而恐懼萬分。譬如一個遭到壓抑幾十年的記憶，突然湧現，心情不再平靜。此

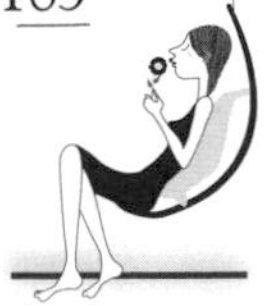

時當然不要執著於這個感覺或意念。但是冥想有個很重要的要素，就是：要抱持著被動開放的態度，接納自然浮現出來的想法。湧現出來的或許是你不喜歡的，但它也可能是重要的，日後還是要去處理這個不好的回憶。

問：我現在搞不清楚自己是躁鬱症還是憂鬱症，躁鬱症與醫生所說的焦慮症是同一種症狀嗎？

答：躁鬱症與焦慮症是不同的疾病，臨床表現很不一樣，可以在求診過程中請醫師幫你診斷確認。簡單來說，躁鬱症患者的躁症發作時，會變得很有精神，即使不睡覺還是體力充沛，充滿自信，滔滔不絕，一直有新的想法和新的計劃，這和焦慮症是很不一樣的。但是當躁鬱症患者陷入鬱症時，可能會有較強的焦慮症狀。另外，患者的確可能同時罹患躁鬱症和焦慮症這兩種病症。

問：我懷疑我有創傷症候群。小時候曾遭到搶劫，退休後，也受到患有躁鬱症的太太家暴，驗傷單已經有好幾張，我在太太旁邊就是睡不著，每天都要吃安眠

藥。我現在也搞不清楚自己是憂鬱症還是躁鬱症。我太太也不願意就醫，因為她不認為她有病。

答：看診時盡量跟醫師提出心中所有的疑問，如果自己無法解答，讓醫生幫你判斷；雖然現在看病時間都很短，但就診前整理一下腦中翻飛的想法或在必要時記錄下來，可以更有效率地幫助醫師了解你的情況。

要協助沒有病識感或抗拒精神醫療的患者就醫是很困難的，我會建議如果無法改變重要親友的話，試著先改變自己。當然，最好的辦法是解決壓力的源頭，但若目前找不到出路，就是無法改變，就先改變我們看待壓力的方式。

問：請問有沒有哪些食物可以幫助焦慮症？

答：醫學文獻還沒有很明確的證據，說明哪些食物可以幫助焦慮症患者，但是最重要的還是均衡飲食。有些食物的確具有保護腦神經的效果，譬如深海魚油和地中海飲食（大量新鮮蔬果、全穀類、豆類、堅果類，動物性蛋白質來自魚類及家禽，只攝取少數的紅肉和甜點）可以預防腦部退化和減慢退化的速度，對於憂鬱症狀也有幫助。至於特別的營養補充品的效果就很難說了，但如果食療能讓自己更有信心更開朗，對於個人就有正面意義。

問：什麼食物可以增加血清素？

答：血清素是一種胺基酸「色氨酸」的代謝物。補充色氨酸是可能增加血清素的量。美國有種藥草，有抗憂鬱的效果，叫St. John's Wort（金絲桃），據說可以補充不足的血清素。

問：如果想獲得壓力、焦慮症或身心症等精神照護方面比較正確、豐富的資訊，有哪些管道？

答：〈心靈園地〉網站（http://www.psychpark.org）是華人最專業的精神醫療及心理衛生網站，對這方面有興趣的朋友，可以上去挖寶。

【附錄二】

延伸閱讀

- 《不被情緒綁架：擺脫你的慣性與恐懼》（2012），佩瑪・丘卓（Pema Chodron），心靈工坊。
- 《減壓，從一粒葡萄乾開始》（2012），鮑伯・史鐸（Bob Stahl, Ph.D.）& 依立夏・高斯坦（Elisha Goldstein, Ph.D.），心靈工坊。
- 《幸福就在轉念後：啟動焦慮症的自我療癒》（2013），克萊兒・維克斯（Claire Weekes），久石文化。
- 《情緒大腦的祕密檔案：從探索情緒形態到實踐正念冥想》（2013），理查・戴維森、夏倫・貝格利（Richard J. Davidson, Sharon Begley），遠流。
- 《不焦不慮好自在：和醫師一起改善焦慮症》（2013），林子堯，白象。
- 《隨時隨地都能做的輕冥想練習：從生活小事鍛鍊身心思緒，擁抱「無思考」零焦慮的好生活》（2013），寶彩有菜，商周。
- 《1日5分鐘，搞定自律神經失調》（2013），伊藤克人／監修，方舟文化。
- 《焦慮是戒得掉的：不再自己嚇自己的四個練習》（2012），塔瑪・強斯基（Tamar Chansky），三采。
- 《焦慮OUT，快樂UP》（2012），馬歇爾・庫克（Marshall J. Cook），上智。
- 《向焦慮、恐慌說Bye Bye》（2011），吳潮聰，元氣齋。
- 《一生都受用的大腦救命手冊：100招獨家護腦祕訣，走出折磨人的情緒問題和異常行為》（2010），丹尼爾・亞曼（Daniel G. Amen），柿子文化。

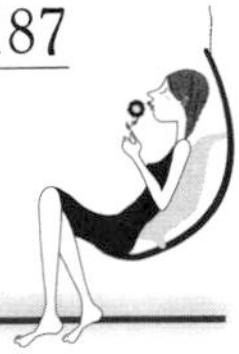

- **《焦慮與恐懼自我療癒手冊》**（2010），Edmund J. Bourne，心理。
- **《改變：生物精神醫學與心理治療如何有效協助自我成長》**（2010），馬汀．塞利格曼（Martin Seligman），遠流。
- **《焦慮的意義》**（2010），羅洛．梅（Rollo May），立緒。
- **《與壓力共處：精神科疾患個案分析》**（2010），李永堅，天地圖書。
- **《焦慮簡史：關於你的和我的》**（2010），派翠西亞．皮爾遜（Patricia Pearson），臺灣明名文化。
- **《與焦慮者對話：告別焦慮，走進心靈春天》**（2010），王淑英，金塊文化。

心靈工坊 PsyGarden
MentalHealth 005

臺大醫師到我家．精神健康系列
放輕鬆，不焦慮：自律神經的保健之道
Relax! Ways to Cope With Anxiety
作　　者—林奕廷（Lin, Yi-Ting）

總策劃—高淑芬
主　　編—王浩威、陳錫中
合作單位—國立臺灣大學醫學院附設醫院精神醫學部
贊助單位—財團法人華人心理治療研究發展基金會

出版者—心靈工坊文化事業股份有限公司
發行人—王浩威　　總編輯—王桂花
文稿統籌—莊慧秋　　主　　編—周旻君
文字整理—彭可玹　　文稿協力—鄭慧卿
特約編輯—王祿容　　美術編輯—黃玉敏
內頁插畫—吳馥伶

通訊地址—106 台北市信義路四段53巷8號2樓
郵政劃撥—19546215　　戶名—心靈工坊文化事業股份有限公司
電話—02）2702-9186　　傳真—02）2702-9286
Email—service@psygarden.com.tw
網址—www.psygarden.com.tw

製版．印刷—中茂分色製版股份有限公司
總經銷—大和書報圖書股份有限公司
電話—02）8990-2588　　傳真—02）2990-1658
通訊地址—242台北縣新莊市五工五路2號（五股工業區）
初版一刷—2013年12月
初版三刷—2021年1月
ISBN—978-986-6112-92-8
定價—240元

國家圖書館出版品預行編目（CIP）資料

放輕鬆，不焦慮：自律神經的保健之道／林奕廷作. -- 初版. -- 臺北市：心靈工坊文化，2013.12

面；公分（Mental Health；05）（臺大醫師到我家，精神健康系列）

ISBN 978-986-6112-92-8（平裝）

1. 焦慮症 2. 自律神經 3. 保健常識

415.992 102025425

心靈工坊 PsyGarden **書香家族**

感謝您購買心靈工坊的叢書，為了加強對您的服務，請您詳填本卡，
直接投入郵筒（免貼郵票）或傳真，我們會珍視您的意見，
並提供您最新的活動訊息，共同以書會友，追求身心靈的創意與成長。

書系編號—MH 005　　書名—放輕鬆，不焦慮：自律神經的保健之道

姓名　　是否已加入書香家族？□是　□現在加入

電話（O）　　（H）　　手機

E-mail　　生日　　年　　月　　日

地址 □□□

服務機構　　職稱

您的性別—□1.女　□2.男　□3.其他

婚姻狀況—□1.未婚　□2.已婚　□3.離婚　□4.不婚　□5.同志　□6.喪偶　□7.分居

請問您如何得知這本書？

□1.書店　□2.報章雜誌　□3.廣播電視　□4.親友推介　□5.心靈工坊書訊

□6.廣告DM　□7.心靈工坊網站　□8.其他網路媒體　□9.其他

您購買本書的方式？

□1.書店　□2.劃撥郵購　□3.團體訂購　□4.網路訂購　□5.其他

您對本書的意見？

□封面設計　1.須再改進　2.尚可　3.滿意　4.非常滿意

□版面編排　1.須再改進　2.尚可　3.滿意　4.非常滿意

□內容　1.須再改進　2.尚可　3.滿意　4.非常滿意

□文筆／翻譯　1.須再改進　2.尚可　3.滿意　4.非常滿意

□價格　1.須再改進　2.尚可　3.滿意　4.非常滿意

您對我們有何建議？

廣 告 回 信
台北郵局登記證
台 北 廣 字
第 1143 號
免 貼 郵 票

心靈工坊 PsyGarden

10684 台北市信義路四段 53 巷 8 號 2 樓

讀者服務組　收

免　貼　郵　票

（對折線）

加入心靈工坊書香家族會員
共享知識的盛宴，成長的喜悅

請寄回這張回函卡（免貼郵票），
您就成為心靈工坊的書香家族會員，您將可以——

隨時收到新書出版和活動訊息

獲得各項回饋和優惠方案